中等职业教育数字化创新教材

供护理、助产、医学检验技术、药剂、营养与保健、康复技术、
口腔修复工艺、中医、医学影像技术等专业使用

营养与膳食

（第三版）

主　编　魏玉秋　戚　林
副主编　赵　春　王建新　周　轩
编　者　（按姓氏汉语拼音排序）

李　娜（昆明卫生职业学院）

戚　林（广西玉林卫生学校）

秦　艳（山西长治卫生学校）

王建新（黑龙江黑河市卫生学校）

王丽萍（山西阳泉市卫生学校）

魏玉秋（辽宁朝阳市卫生学校）

赵　春（昆明卫生职业学院）

周　轩（广西河池卫生学校）

U0209267

科学出版社

北　京

· 版权所有 侵权必究 ·

举报电话：010-64030229；010-64034315（打假办）

内 容 简 介

本教材包括绪论、热能与营养素、不同生理人群的营养、各类食物的营养价值、合理营养及评价、食品安全与食品科学、医院膳食、常见疾病的营养与膳食等基本知识，特在每一章正文内容之外设引言、链接、案例、考点、小结、自测题，在书后附实践、自测题参考答案、大纲，并配课程全部教学内容的PPT课件。正文中插有大量的图片，易懂、趣味性强。附录中的中国居民膳食营养素参考摄入量表和常见食物一般营养成分表可供学习时查阅。

本教材适合护理、助产、医学检验技术、药剂、营养与保健、康复技术、口腔修复工艺、中医、医学影像技术等专业使用，也可供临床营养师培训及营养爱好者阅读。

图书在版编目 (CIP) 数据

营养与膳食 / 魏玉秋，戚林主编 . —3 版 . —北京：科学出版社，2016.12
中等职业教育数字化创新教材
ISBN 978-7-03-050886-7

Ⅰ.营… Ⅱ.①魏… ②戚… Ⅲ.膳食营养 - 中等专业学校 - 教材 Ⅳ.R151.3

中国版本图书馆 CIP 数据核字（2016）第 287119 号

责任编辑：张映桥 / 责任校对：赵桂芬
责任印制：赵 博 / 封面设计：张佩战

版权所有，违者必究。未经本社许可，数字图书馆不得使用

科 学 出 版 社 出版

北京东黄城根北街 16 号
邮政编码：100717
http://www.sciencep.com

天津市新科印刷有限公司 印刷
科学出版社发行 各地新华书店经销

*

2007 年 12 月第 一 版 开本：787×1092 1/16
2016 年 12 月第 三 版 印张：9 1/2
2020 年 1 月第二十一次印刷 字数：225 000

定价：**28.00 元**

（如有印装质量问题，我社负责调换）

中等职业教育数字化课程建设项目
教材出版说明

为贯彻《国家中长期教育改革和发展规划纲要（2010—2020年）》、《教育信息化十年发展规划（2011—2020年）》等文件精神，落实教育部最新《中等职业学校专业教学标准（试行）》要求；为调动广大教师参与数字化课程建设，提高其数字化内容创作和运用能力，结合最新数字化技术促进职业教育发展，科学出版社于2015年9月正式启动了中等职业教育护理、助产专业数字化课程建设项目。

科学出版社前身是1930年成立于上海的龙门联合书局，1954年，龙门联合书局与中国科学院编译局合并组建成立科学出版社，现隶属中国科学院，员工达1200余名，其中硕士研究生及以上学历者627人（截至2016年7月1日），是我国最大的综合性科技出版机构。依托中国科学院的强大技术支持，我社于2015年推出最新研发成果："爱医课"互动教学平台（见封底）。该平台可将教学中的重点内容以视频、语音及三维模型等方式呈现，学生用手机扫描常规书页即可免费浏览书中配套3D模型、动画、视频、护考模拟试题等教学资源。

本项目分数字化教材建设与资源建设两部分。数字化课程建设项目与"爱医课"互动教学平台进行的首次有益结合而成的教材，是我国中等职业层次首套数字化创新教材。2015年10月开展了建设团队的全国遴选工作，共收到全国62所院校575位老师的申请资料，于2016年1月在湖北武汉召开了项目启动会及教材编写会。

（一）数字化教材的编写指导思想

本次编写充分体现了职业教育特色，紧紧围绕"以就业为导向，以能力为本位，以发展技能为核心"的职业教育培养理念，遵循"理论联系实际"的原则，强调"必需、够用"的编写标准，以数字化课程建设为方向，以创新教材为呈现形式。

（二）本套数字化教材的特点

1. 按照专业教学标准安排课程结构　本套数字化教材严格按照专业教学标准的要求设计科目、安排课程。全套教材分公共基础课、专业技能课、专业选修课及综合实训四类，共计39种，体系完整。

2. 紧扣最新护考大纲调整内容　本套系列教材参考了"国家护士执业资格考试大纲"的相关标准，围绕考试内容调整学习范围，突出考点与难点，方便学生的在校日常学习与护考接轨，适应护理职业岗位需求。

3. 呈现形式新颖　"数字化"是未来教育的发展方向，本项目39种教材均将传统纸质教材与"爱医课"教学平台无缝对接，形式新颖。它能充分吸引职业院校学生的学习兴趣，提高课堂教学效果。使学生用"碎片化时间"学习，寓教于乐，乐中识记、乐中理解、乐中运用，为翻转课堂提供了有效的实现手段。

（三）本项目出版教材目录

本项目经中国科学院、科学出版社领导的大力支持，获年度重大项目立项。39种教材具体情况如下：

中等职业教育数字化课程配套创新教材目录

序号	教材名	主编	书号	定价（元）
1	《语文》	孙 琳 王 斌	978-7-03-048363-8	39.80
2	《数学》	赵 明	978-7-03-048206-8	29.80
3	《公共英语基础教程（上册）》（双色）	秦博文	978-7-03-048366-9	29.80
4	《公共英语基础教程（下册）》（双色）	秦博文	978-7-03-048367-6	29.80
5	《体育与健康》	张洪建	978-7-03-048361-4	35.00
6	《计算机应用基础》（全彩）	施宏伟	978-7-03-048208-2	49.80
7	《计算机应用基础实训指导》	施宏伟	978-7-03-048365-2	27.80
8	《职业生涯规划》	范永丽 汪 冰	978-7-03-048362-1	19.80
9	《职业道德与法律》	许练光	978-7-03-050751-8	29.80
10	《人际沟通》（第四版，全彩）	钟 海 莫丽平	978-7-03-049938-7	29.80
11	《医护礼仪与形体训练》（全彩）	王 颖	978-7-03-048207-5	29.80
12	《医用化学基础》（双色）	李湘苏 姚光军	978-7-03-048553-3	24.80
13	《生理学基础》（双色）	陈桃荣 宁 华	978-7-03-048552-6	29.80
14	《生物化学基础》（双色）	赵勖麟 王 懿 莫小卫	978-7-03-050956-7	32.00
15	《医学遗传学基础》（第四版，双色）	赵 斌 王 宇	978-7-03-048364-5	28.00
16	《病原生物与免疫学基础》（第四版，全彩）	刘建红 王 玲	978-7-03-050887-4	49.80
17	《解剖学基础》（第二版，全彩）	刘东方 黄嫦斌	978-7-03-050971-0	59.80
18	《病理学基础》（第四版，全彩）	贺平泽	978-7-03-050028-1	49.80
19	《药物学基础》（第四版）	赵彩珍 郭淑芳	978-7-03-050993-2	35.00
20	《正常人体学基础》（第四版，全彩）	王之一 覃庆河	978-7-03-050908-6	79.80
21	《营养与膳食》（第三版，双色）	魏玉秋 戚 林	978-7-03-050886-7	28.00
22	《健康评估》（第四版，全彩）	罗卫群 崔 燕	978-7-03-050825-6	49.80
23	《内科护理》（第二版）	崔效忠	978-7-03-050885-0	49.80
24	《外科护理》（第二版）	闵晓松 阴 俊	978-7-03-050894-2	49.80
25	《妇产科护理》（第二版）	周 清 刘丽萍	978-7-03-048798-8	38.00
26	《儿科护理》（第二版）	段慧琴 田 洁	978-7-03-050959-8	35.00
27	《护理学基础》（第四版，全彩）	付能荣 吴姣鱼	978-7-03-050973-4	79.80
28	《护理技术综合实训》（第三版）	马树平 唐淑珍	978-7-03-050890-4	39.80
29	《社区护理》（第四版）	王永军 刘 蔚	978-7-03-050972-7	39.00
30	《老年护理》（第二版）	史俊萍	978-7-03-050892-8	34.00
31	《五官科护理》（第二版）	郭金兰	978-7-03-050893-5	39.00
32	《心理与精神护理》（双色）	张小燕	978-7-03-048720-9	36.00
33	《中医护理基础》（第四版，双色）	马秋平	978-7-03-050891-1	31.80
34	《急救护理技术》（第三版）	贾丽萍 王海平	978-7-03-048716-2	29.80
35	《中医学基础》（第四版，双色）	伍利民 郝志红	978-7-03-050884-3	29.80
36	《母婴保健》（助产，第二版）	王瑞珍	978-7-03-050783-9	32.00
37	《产科学及护理》（助产，第二版）	李 俭 颜丽青	978-7-03-050909-3	49.80
38	《妇科护理》（助产，第二版）	张庆桂	978-7-03-050895-9	39.80
39	《遗传与优生》（助产，第二版，双色）	潘凯元 张晓玲	978-7-03-050814-0	32.00

注：以上教材均配套教学 PPT 课件，在"爱医课"平台上提供免费试题、微视频等多种资源，欢迎扫描封底二维码下载

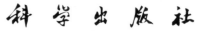科学出版社

2016 年 12 月

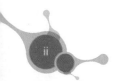

前　言

　　本教材属数字化课程配套教材，"爱医课"互动平台可将教学中的重点内容以视频、语音及三维模型等方式呈现，学生用手机扫描书页即可浏览书中配套 3D 模型、动画、视频等教学资源，能充分提高学生的学习兴趣，轻松掌握学习中的重点、难点，提高成绩达到辅助课堂教学的效果。

　　教材编写体现了"以就业为导向，以能力为本位，以发展技能为核心"的职业教育培养理念，理论知识强调"必需、够用"，强化技能培养，突出实用性，真正体现以学生为中心的教材编写理念，内容包括绪论、热能与营养素、不同生理人群的营养、各类食物的营养价值、合理营养及评价、食品安全与食品科学、医院膳食、常见疾病的营养与膳食等基本知识，特在每一章正文内容之外设引言、链接、案例、考点、小结、自测题，在书后附实践、自测题参考答案、大纲，并配课程全部教学内容的 PPT 课件。正文中插有大量的图片，易懂、趣味性强。附录中的中国居民膳食营养素参考摄入量表和常见食物一般营养成分表可供学习时查阅。

　　本教材的编写得到科学出版社和各参编教师所在学校的大力支持，在此一并致谢！

　　由于编写水平有限，教材难免存在不妥之处，衷心希望广大师生和读者批评指正。

魏玉秋

2016 年 10 月

目　录

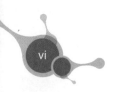

第1章 绪 论

人类为了生存和发展，必须不断地从外界环境中摄取食物，以获得维持生命和机体活动所需的能量和各种营养素。保证健康、延长寿命始终是人类共同追求的目标。从古至今人们一直试图寻找长生不老的方法和药物。经过千百年的总结和积累，人类逐渐认识到，合理营养和平衡膳食是维持健康长寿最基本的手段和最有效的方法。

一、营养学的基本概念

（一）营养与膳食的含义

营养是人体摄取、消化、吸收和利用食物中的营养素来维持生命活动的整个过程。简单地说，营养就是人类的摄食过程。

营养素指食物中含有的能维持生命、促进机体生长发育和健康的化学物质。目前已知人体必需的营养素有 40 多种，按传统的分类方法将其分为七大类即：蛋白质、脂类、糖类、维生素、无机盐（包括微量元素）、水和膳食纤维。其中蛋白质、脂类、糖类由于机体摄取量大并有产热作用，所以也称"宏量营养素"或"产能营养素"；维生素和矿物质由于需要量较小，又称"微量营养素"。

膳食是指经过加工、烹调处理后的食物，即把食物加工成人们进食的饭食。膳食是多种食物的混合体，含有多种营养素，能够满足人们营养、食欲和卫生要求。因此，营养与膳食最根本的目的是为人们提供合理的营养和平衡的膳食。

考点：营养与营养素的概念

营养与膳食是研究膳食、营养素及其他食物成分对健康影响的一门综合性学科。其研究内容包括：食物中的各种营养素及其他成分在人体中消化、吸收、利用与代谢的过程及其对人体健康、疾病的作用；营养素之间的相互作用、适宜比例和营养素参考摄入量；营养缺乏病和营养相关疾病的预防和营养治疗；各种人群的特殊营养需要量与膳食要求；医院膳食的种类、配制原则；安全食品与食品科学、食物营养政策法规和中国居民膳食指南等。

（二）营养素的参考摄入量

为了帮助人们合理安全地摄入各种营养素，避免营养不良，中国营养学会于 1998 年成立了"中国居民膳食营养素参考摄入量专家委员会"。该委员会于 2013 年重新修订了《中国居民膳食营养素参考摄入量（DRIs）》，并将一些主要数据集中简化成《中国居民膳食营养素参考摄入量表》。该表包括：①能量和蛋白质的参考摄入量及脂类供能比；②常量和微量元素的参考摄入量；③脂溶性和水溶性维生素的参考摄入量；④某些微量营养素的可耐受最高摄入量；⑤蛋白质及某些微量营养素的平均需要量。

膳食营养素参考摄入量（DRIs）是一组每日平均膳食营养素摄入量的参考值，包括 4

项内容：平均需要量、推荐摄入量、适宜摄入量和可耐受最高摄入量。

1. 平均需要量（EAR） 是某一特定性别、年龄及生理状况群体中对某营养素需要量的平均值。摄入量达到 EAR 水平可以满足群体中 50% 的个体需要量的水平，但这一摄入水平不能满足群体中另外 50% 的个体对该营养素的需要。EAR 是制订 RNI 的基础。针对人群，EAR 可以用于评估群体中摄入量不足的发生率；针对个体，可以检查其摄入不足的可能性。

2. 推荐摄入量（RNI） RNI 相当于传统使用的 RDA，它可以满足某一特定性别、年龄以及生理状况群体中绝大多数（97% ～ 98%）个体需要量的摄入水平。长期摄入 RNI 水平，可以维持组织中适当的储备。RNI 的主要用途是作为健康个体每日摄入该营养素的目标值。RNI 是以 EAR 为基础制订的。

3. 适宜摄入量（AI） AI 是通过观察或实验获得的健康人群某种营养素的摄入量。AI 的主要用途是作为个体营养素摄入量的目标，同时用作限制过多摄入的标准。当健康个体摄入量达到 AI 时，出现营养缺乏的危险性很小。

AI 与 RNI 相似之处是二者都作为个体摄入量的目标，能满足目标人群中几乎所有个体的需要。AI 与 RNI 的区别在于 AI 的准确性远不如 RNI，可能显著高于 RNI。因此，使用 AI 时要比使用 RNI 更加注意。

4. 可耐受最高摄入量（UL） UL 是平均每日可以摄入某营养素的最高值，该摄入量对一般人群的几乎所有个体都不至于损害健康。UL 的主要作用是检查个体摄入量过高的可能性，避免发生中毒。当摄入量超过 UL 时，发生毒副作用的危险性会增加。在大多数情况下，UL 包括膳食、强化食物和添加剂等各种来源的营养素之和。

二、营养学发展简史及在医学中的地位

营养学的发展和形成是人类长期以来的生产和生活实践的结果。早在 3000 年以前，我国即有专门从事饮食治疗的"食医"，表明那时的人们已认识到营养和食物与人类健康的密切关系。在《黄帝内经·素问》中即有"五谷为养、五果为助、五畜为益、五菜为充"的饮食配伍原则，被认为是世界上最早的"膳食指南"与现代营养学提出的食物要合理搭配的观点基本相似，反映了我国古代在营养学和饮食治疗方面的成就。

近代营养学的发展始于 18 世纪中叶。关于物质守恒的论述，有关呼吸是氧化燃烧的理论，关于消化是化学过程的论证等一系列生物科学成就，将营养学引上了科学发展的轨道。19 世纪初，因碳、氢、氧、氮定量分析法以及由此而建立的食物组成和物质代谢概念、氮平衡学说等热能法则的创立，为现代营养学的形成和发展奠定了基础。整个 19 世纪到 20 世纪中叶是发现和研究各种营养素的鼎盛时期，在此阶段陆续发现了各种营养素。如 1810 年发现了第一种氨基酸，1844 年发现了血糖，1920 年正式命名维生素，1929 年证实亚油酸是人体必需脂类酸等。20 世纪 40 年代以来，由于分子生物学的发展，为营养学向微观世界发展、探索生命奥秘提供了理论基础，营养生理、营养生化的迅速发展也大大推动了营养学的进程。营养学界的先驱们着眼于社会生活实践，以各类人群为研究对象，研究宏观营养，发展公共营养事业。1943 年美国首次提出对各类社会人群饮食营养素供给量的建议，此后许多国家相继制定了各国的营养素供给量，作为人群合理营养的科学依据。20 世纪 50 年代，基本完成了包括膳食调查、人体测量、临床检查和用生物化学技术检测人体营养水平的营养调查方案。近年来，许多国家为了在全社会推行公共营养的保证、监督和管理，除加强科学研究外，还制定了营养指导方针，采取营养立法手段，建立国家监督管理机构，推行有营养学家参与制订的农业与食品工业生产等政策。使现代营养学更富于宏观性和社

会实践性，在提高人群营养水平和健康水平上，也收到了显著的社会效益。

在此期间，临床营养学也得到了很大的发展。从 1896 年首次将葡萄糖通过静脉注射供给热能，到 20 世纪 70 年代用要素膳治疗分解代谢旺盛和重度营养不良病人获得满意效果，临床营养学经历了首次革命。对危重病人和不能进食病人的全静脉营养和胃肠道营养的研究结果，奠定了现代静脉营养的基础。倡导完全胃肠外营养（TPN），使之成为现代医学四大成就之一而被载入史册。在 20 世纪 80 年代～90 年代，临床营养的研究又有了新的进展，人们对胃肠内外营养有了新的认识，这是临床营养学的第二次革命。

我国正式建立营养学是在 20 世纪初。1913 年我国开始食品营养成分分析和一些人群的营养状况调查。1925 年—1936 年，曾有过食物成分分析、士兵与居民营养调查、营养缺乏病研究与防治以及实验营养学的研究报告。1939 年中华医学会提出我国历史上第一个营养素供给量建议。1941 年召开第一次全国营养学术会议。1945 年正式成立中国营养学会，但由于受客观条件的限制，营养学未能得到充分发展。

新中国成立后，我国营养学和营养事业有了快速发展。建国初期就建立了各级卫生防疫站，内设食品卫生科。设置了营养科研机构，各级医学院校也开设了营养卫生课程，建立专业队伍，培养人才。1952 年我国首次出版《食物成分表》，为营养食品研究和了解全国食品资源奠定了基础。1956 年创刊《营养学报》。1958 年正式成立中国营养学会（原中国生理学会领导下的营养分会），并开展了我国历史上第一次 50 万人的四季饮食营养调查，以了解居民的基本饮食营养概况，为国家制定粮食政策和食品加工标准提供了科学依据。1963 年中国营养学会提出建国后第一个营养素供给量标准（RDA），并于 1981 年和 1988 年分别进行修订，为指导人们合理营养提供科学依据。1982 年我国进行了第二次全国营养调查，其规模和范围均超过第一次。1992 年进行了第三次全国营养调查，与前两次相比，我国人民的营养水平有了很大的提高。但城乡居民饮食质量仍有很大差别，饮食消费结构仍不理想。1997 年中国营养学会制订了《中国居民膳食指南》，随着经济条件的改善，人们对饮食营养的需求不断增加，2016 年中国营养学会又重新修订了《中国居民膳食指南》它是一个权威性的膳食科学指导，其目的是指导人们能根据自己的饮食习惯、经济能力和市场食品供应情况合理选择和搭配食物，使之尽可能符合 RDA 的要求。

与此同时，营养在临床上的运用也得到进一步的发展。20 世纪 70 年代，我国开始建立外科病人的营养治疗中心，开始了肠内外营养治疗的研究及营养液的配制。1985 年卫生部举办了全国肠内外营养学习班。1986 年卫生部下达了《关于加强临床营养工作的意见》一文指出：高、中等医学院校医疗、护理专业应设置营养治疗课等内容。1987 年，为了进一步推动临床营养的发展，召开了全国临床营养研讨会。1995 年，成立了临床营养中心。近年来，我国在"肠内外营养支持"研究中取得突破性进展，被广泛应用在各类危重病的抢救上，成为了临床营养治疗由辅助手段上升为治疗手段，由支配地位上升为主导地位的典范，标志着我国临床营养治疗水平又有了新的进展。

三、营养与健康的关系

随着经济的发展和社会进步，人们越来越重视日常膳食对健康的影响。合理营养对保证社会人群健康、增强国民体质、提高机体的抗病能力和劳动效率、降低发病率和病死率以及延长人类寿命均有重要作用。

（一）合理营养与健康

1. 促进生长发育 合理营养是保证人体生长发育的物质基础，儿童青少年处于生长发

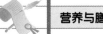

育的高峰时期，新陈代谢旺盛，对蛋白质、脂类、糖类、维生素、矿物质等各种营养素的需要量大。如果营养素摄入不足，易导致体质瘦弱，智力发育迟缓，身长、体重低于正常，患病率和死亡率增高。膳食中应保证各种营养成分的充分供给，做到营养全面而均衡，保证生长发育的需要。

2. 促进优生 胎儿通过胎盘从母体吸收营养，以保证其生长发育的需要。若孕妇的饮食缺乏营养，宜导致胎儿流产、早产，甚至畸形、死胎。

3. 增强免疫功能 营养素是维持人体正常免疫功能的物质基础。当营养失调时，会削弱免疫系统的功能，人体对疾病的易感性增强，从而导致疾病的发生。合理营养能调节机体的免疫功能，增强机体对某些疾病的抵抗能力。

4. 促进健康长寿 人体的衰老是随着时间的推移，自然发生的过程。随着年龄的增长，人体在生理、代谢及功能上发生一系列改变，机体出现老化的现象，适应性和抵抗力减退。但注意摄取均衡营养，则完全可以延缓衰老，预防各种老年常见病的发生，达到延年益寿的目的。

（二）营养失调与疾病

1. 营养缺乏症 是由于各种原因长期缺乏一种或多种营养素，造成严重的营养低下，并出现相应的临床表现和并发症。如蛋白质－能量营养不良、地方性甲状腺肿、佝偻病、缺铁性贫血、维生素和矿物质缺乏症等。营养缺乏症分原发性和继发性两种，前者是由于膳食中营养素摄入量不足而引起的一系列临床表现；后者是由于消化吸收不良、机体利用障碍，营养素需求量增加或排泄过多所致。

2. 营养过多症 是机体摄取的营养素超过了本身的需要，过多的营养素储存在体内而引起的病理状态。如摄入过多的热量引起的肥胖症；维生素 A、D 及某些必需微量元素摄入过多导致的中毒；摄入过多脂肪导致高脂血症、动脉粥样硬化等。

（三）辅助各种疾病的治疗

考点：营养与健康的关系

临床上通过营养干预措施、改善饮食结构，配合医生对病人进行膳食营养治疗，可以改善代谢紊乱、增强抗病能力，使某些疾病的发病率及死亡率显著下降。创伤的患者在愈合过程中，营养状况影响组织的再生与修复；肿瘤患者放疗、化疗时，保持其营养状况，使患者能坚持完成疗程，达到治疗目的。若能配合并加速白细胞和血小板的恢复，则对患者康复更有利。

四、学习营养与膳食的目的和意义

营养与膳食在预防医学、临床医学和康复医学等医学领域中均占有十分重要的地位。它是现代医学综合治疗中不可缺少的组成部分；在社区保健工作中，具有重要的营养指导作用。要学好本学科，首先应学好基础医学、临床医学、预防医学、卫生保健学等相关课程，为本学科的学习打下扎实的基础。

近年来营养学的发展十分迅速，学生在学习过程中不能仅靠一两本教科书，还应在工作生活中继续学习，不断进行知识的更新，同时结合今后的护理工作，将所学的知识运用到实际工作中去。运用护理程序，对病人进行营养评估，参与制订合理的营养护理计划、实施营养干预。以实现"促进健康、预防疾病、恢复健康、减轻痛苦"的职责。

通过本学科的学习，可使学生具备以下基本能力：

1.掌握一定的营养学基本理论知识和基本技能。

2. 能够从事临床营养科室的营养护理工作。

3. 能够从事社区或患者的营养健康教育和咨询工作。

4. 能够对群体或个体的营养状况进行调查与评价。

5. 具有不断提高自身业务水平和知识更新的能力。

小结

　　本章介绍了营养、营养素及膳食等基本概念，讲述了营养学的基本内容、营养学的发展史、营养与健康的关系以及学习营养与膳食的目的与意义，为学生学习和掌握本门课程打下基础。

 自 测 题

一、名词解释

1. 营养　2. 膳食　3. DRI

二、填空题

1. 产能营养素有碳水化合物、脂类和_____。

2. 七大营养素是_____、_____、_____、_____、_____、_____、_____。

三、简答题

请简述膳食营养素参考摄入量所包含的几项内容。

2

第2章　热能与营养素

　　我们每天摄取食物，从中获取生命所需的营养素和能量，这些为人体生命活动所必须的营养素既具有各自的生理功能，在代谢过程中又密切联系，共同调节和参与生命活动。如果营养素供给长期不足、缺乏或过多，都会影响到人体的健康，而良好的膳食摄入却是维持生命、健康和对抗疾病的有力武器。本章旨在了解食物中各种营养的生理功能、食物来源、供给量和缺乏症。

第1节　能　　量

案例 2-1

　　患者，女性，初三学生，因最近一段时间上课时经常感到头晕、困倦、接受和理解知识效率低，甚至听不进课，学习成绩下降，来医院就诊。检查结果，除血糖偏低外一切正常。经询问得知，该女生因怕肥胖，平时控制主食量，早餐不吃或仅喝杯牛奶。

问题：如何解决该女生存在的问题？

　　食物在人体内经过消化吸收后，在代谢过程中有各种形式的能量转换，以便对外做功，对内维持各种生理机能及其相互协调。食物摄取过多，能量的摄取量大于消耗量，剩余的能量将以脂肪的形式储存于体内，人体转为肥胖（图 2-1），从而带来一系列生理功能改变，甚至发生疾病。反之，食物摄取不足，能量的摄取量小于消耗量，人体逐渐消瘦（图 2-2），也会带来一系列不良后果。能量不仅是维持机体正常生活的基础，也同时影响其他营养素的正常代谢，因此，热能代谢是营养学中应首先考虑的问题。

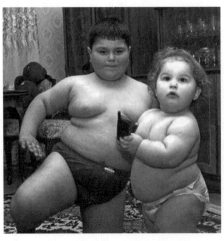

图 2-1　能量摄入过多引起肥胖

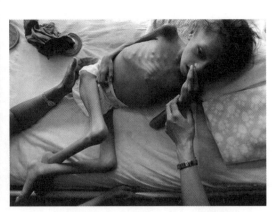

图 2-2　能量及蛋白质摄入不足引起消瘦

一、能量单位和能量系数

（一）能量单位

能量的单位，国际上通用焦耳（joule，J），营养学上则多用其1000倍的单位，即千焦耳（kilojoule，kJ）。多年来，营养学上一直用千卡（kilo calorie，kcal）表示。1kcal是1000ml水由15℃升高到16℃所需的能量，而1J是用1牛顿的力使1kg物体移动1m所消耗的能量。两者的换算关系如下：

$$1 \text{ kcal}=4.184 \text{ kJ}$$
$$1 \text{ kJ}=0.239 \text{ kcal}$$

（二）产能营养素的能量系数

食物所含有的营养素中能够产生热能的有蛋白质、脂类及碳水化合物，每克营养素在体内氧化后依次可分别为人体提供16.7 kJ、37.7 kJ、16.7 kJ的能量，比在体外完全燃烧所测得的数值要小。能量系数是每克产热营养素在体内产生的热能值。

二、决定热能需要的主要因素

成年人的能量消耗主要用于维持基础代谢、体力活动和食物的特殊动力作用三个方面。对于孕妇还包括子宫、乳房、胎盘、胎儿等生长发育需要及母体体脂的储备，乳母应包括合成和分泌乳汁的能量需要，婴幼儿、儿童、青少年包括生长发育的能量需要。

（一）基础代谢

基础代谢是维持人体最基本生命活动所需的能量消耗，即人体在安静和恒温条件下（25～30℃），禁食12小时后，静卧、放松、清醒时的能量消耗。为了确定基础代谢的能量消耗（BEE），必须首先测定基础代谢率（BMR）。BMR是指人体处于基础代谢状态下，每小时每平方米体表面积（或每千克体重）的能量消耗。

简单的方法是成人男子每千克体重每小时1kcal（4.18kJ）、女性按0.95kcal（3.97kJ），与体重相乘直接计算。

基础代谢受到一些因素的影响，如体表面积、体型、年龄、性别、环境温度和内分泌疾病等。

1. 体表面积与体型 对动物的观察表明，不同种的动物无论体型大小，体重与其基础代谢存在着一定的关系，但体表面积和它的关系更加明显，一般来说，体表面积大者向环境散热较快，基础代谢亦较强。瘦高的人较矮胖的人相对体表面积较大，其基础代谢较高。

2. 年龄因素 基础代谢随着年龄的增加而降低。在人的一生中，婴幼儿、儿童阶段是整个代谢最活跃的阶段，其中包括基础代谢，以后到青春期会出现一个较高代谢的阶段。成年以后，随年龄的增加代谢缓慢地降低。

3. 性别因素 在同一年龄、同一体表面积的情况下，女性所消耗的能量比男性低，女性比男性基础代谢率低5%～10%，即使在相同身高体重的情况下也是如此。

4. 环境温度 热带地区人群的基础代谢较温带同类居民低10%，温带地区较寒冷地区同类居民低10%。

5. 内分泌因素 体内的一些激素对细胞代谢起调节作用,如甲状腺激素、肾上腺激素等,分泌异常时会使基础代谢率受到影响。

（二）体力活动

人除了睡眠外，要进行各种活动或劳动。通常情况下，各种体力活动所消耗的能量占人体总能量消耗的 15%～30%。这是人体能量消耗变化最大，也是人体控制能量消耗、保持能量平衡、维持健康最重要的部分。体力活动消耗的能量与活动时间、体力活动强度有关。人类的体力活动种类很多，营养学上根据体力活动水平（PAL）的能量消耗，估算成年人的能量需要量。不同劳动强度及平均消耗的能量，见表 2-1

表 2-1　中国营养学会建议中国成年人活动水平分级

活动水平	职业工作分配时间	工作内容	PAL 男	PAL 女
轻	75% 时间坐或站立 25% 时间站着活动	办公室工作、修理电器钟表、售货员、酒店服务生、化学实验操作以及教师讲课等	1.55	1.56
中	25% 时间坐或站立 75% 时间特殊职业活动	学生日常活动、机动车驾驶、电工安装、车床操作、精工切割等	1.78	1.64
重	40% 时间坐或站立 60% 时间特殊职业活动	非机械化劳动、炼钢、舞蹈、体育运动、装卸和采矿等	2.10	1.82

摘自《营养与食品卫生学》.吴坤主编.人民卫生出版社，2007

影响体力活动能量消耗的因素如下：

（1）肌肉越发达者，活动能量消耗越多。

（2）体重越重者，能量消耗越多。

（3）劳动强度越大、持续时间越长，能量消耗越多。其中劳动强度是主要影响因素，而劳动强度主要涉及劳动时牵动的肌肉多少和负荷的大小。

（4）与工作的熟练程度有关，对工作熟练程度高者能量消耗较少。

（三）食物的特殊动力作用

食物的特殊动力作用又称为食物热效应。是指人体由于摄食活动所引起的能量消耗。实验证明摄食可使能量代谢增高。不同食物增加耗能各有差异，摄入糖类时消耗的能量相当于糖类本身供能的 5%～6%，脂肪为 4%～5%，蛋白质为 30%。当成人摄入一般的混合膳食时，由于 SDAF 而额外增加的能量消耗约为 600kJ(150kcal)/d，相当于基础能量代谢消耗的 10%。

三、热能的来源与参考摄入量

若人体每日摄入的能量不足，机体会运用自身储备的能量甚至消耗自身组织来满足生命活动的能量需要。长期处于饥饿状态，机体会出现基础代谢降低、体力活动减少和体重下降等以减少能量的消耗，使机体产生对于低能量摄入的适应状态，导致儿童生长发育停滞，成人消瘦和工作能力下降。相反，能量摄入过多，会在体内以脂肪的形式贮存起来。长期过多摄入能量，会使人发胖，增加患心脑血管疾病、糖尿病等的危险性。

三类产能营养素在体内有各自的生理功能，但又相互影响，如糖类与脂肪的相互转化及它们对蛋白质的节约作用。因此，三者在总能量供给中应有一个适当比例，通常碳水化合物占总能量供给的 55%～65%，脂肪占 20%～30%，蛋白质占 10%～15%。

这三类营养素普遍存在于食物中：粮谷类和薯类食物含糖类较多，是我国人民膳食中最主要也是最经济的能量来源；动物性食品、豆类、坚果类及油料作物富含脂肪，可提供较多能量；蔬菜和水果一般含能量较少。

 链接

坚持锻炼的好处

坚持参加体育锻炼可以：①增加能量消耗；②长久地增加静止时的代谢速度；③加速脂肪的消耗；④帮助调节食欲；⑤帮助控制压力和由压力导致的进食过多或不足。

第2节　蛋　白　质

案例 2-2

某女，7 岁。家长述：女儿自小对鸡蛋、牛奶、鱼虾等多种食物过敏，现在某小学就读，发育迟缓，身高矮于同班同学，体重偏低，时有腹泻、感冒，上课注意力不集中。检查发现血浆白蛋白下降，轻度下肢水肿、肌肉萎缩、贫血，皮肤干燥、毛发稀少、无精打采，反应冷淡。

问题：该患儿可能存在的主要营养问题是什么？

蛋白质（protein）是由氨基酸（amino acid，AA）构成的高分子含氮化合物，是生命的物质基础，也是所有生命现象中起决定性作用的物质，是人体最重要的营养素之一。

正常人体内 16%～19% 是蛋白质。人体内的蛋白质始终处于不断地分解又不断地合成的动态平衡之中，借此可达到组织蛋白不断地更新和修复的目的，肠道和骨髓内的蛋白质更新速度较快。总体来说，成人体内每天有 3% 的蛋白质被更新。

一、蛋白质的生理功能

（一）构成人体组织成分、促进生长发育

蛋白质是构成机体组织、器官的重要成分，人体各组织、器官无一不含蛋白质。在人体组织中，如肌肉组织和心、肝、肾等器官均含有大量蛋白质；骨骼、牙齿、乃至指、趾也含有大量蛋白质；细胞中，除水分外，蛋白质约占细胞内物质的 80%。因此，构成机体组织、器官的成分是蛋白质最重要的生理功能。身体的生长发育可视为蛋白质的不断积累过程。蛋白质对生长发育期的儿童尤为重要。

人体内各种组织细胞的蛋白质始终在不断更新。例如，人血浆蛋白质的半寿期约为 10天，肝中大部分蛋白质的半寿期为 1～8 天，某些蛋白质的半寿期很短，只有数秒钟。只有摄入足够的蛋白质方能维持组织的更新。身体受伤后也需要蛋白质作为修复材料。

（二）构成许多具有重要生理活性的物质、调节生理功能

机体生命活动之所以能够有条不紊地进行，有赖于多种生理活性物质的调节。而蛋白质在体内是构成多种重要生理活性物质的成分，参与调节生理功能。如核蛋白构成细胞核并影响细胞功能；酶蛋白具有促进食物消化、吸收和利用的作用；免疫蛋白具有维持机体免疫功能的作用；收缩蛋白，如肌球蛋白具有调节肌肉收缩的功能；血液中的脂蛋白、运

铁蛋白、视黄醇结合蛋白具有运送营养素的作用；血红蛋白具有携带、运送氧的功能；白蛋白具有调节渗透压、维持体液平衡的功能；由蛋白质或蛋白质衍生物构成的某些激素，如垂体激素、甲状腺素、胰岛素及肾上腺素等都是机体的重要调节物质。

（三）供给能量

蛋白质在体内代谢的过程中可以释放出能量，是人体能量来源之一，1g 蛋白质在体内可产生 16.7 kJ 的能量。但是，蛋白质的这种功能可以由碳水化合物、脂肪所代替。因此，供给能量是蛋白质的次要功能。

二、必需氨基酸和氨基酸模式

（一）必需氨基酸

氨基酸（amino acid）是组成蛋白质的基本单位，是分子中具有氨基和羧基的一类含有复合官能团的化合物，具有共同的基本结构。构成人体蛋白质的氨基酸约有 20 种，其中有些氨基酸人体不能合成或合成速度不够快，不能满足机体的需要而必须从食物中摄取，这些氨基酸就称为必需氨基酸（EAA）。另外一些氨基酸也是合成人体蛋白质所必需的，但人体可以通过其他物质合成，食物中缺少了也无关紧要，故称为非必需氨基酸。迄今，已知人体的必需氨基酸对成年人来说有八种，即色氨酸、苏氨酸、亮氨酸、异亮氨酸、赖氨酸、蛋氨酸、苯丙氨酸和缬氨酸；对婴儿来说有九种，除了上述氨基酸外，组氨酸也是必需氨基酸。

（二）氨基酸模式

氨基酸模式是指某种蛋白质中各种必需氨基酸的构成比例。即根据蛋白质中必需氨基酸含量，以含量最少的色氨酸为 1 计算出的其他氨基酸的相应比值。几种食物蛋白质和人体蛋白质氨基酸模式，见表 2-2。

表 2-2　几种食物蛋白质和人体蛋白质氨基酸模式比较

氨基酸	全鸡蛋	牛奶	牛肉	大豆	面粉	大米	人体
异亮氨酸	3.2	3.4	4.4	4.3	3.8	4.0	4.0
亮氨酸	5.1	6.8	6.8	5.7	6.4	6.3	7.0
赖氨酸	4.1	5.6	7.2	4.9	1.8	2.3	5.5
蛋氨酸＋半胱氨酸	3.4	2.4	3.2	1.2	2.8	2.8	2.3
苯丙氨酸＋酪氨酸	5.5	7.3	6.2	3.2	7.2	7.2	3.8
苏氨酸	2.8	3.1	3.6	2.8	2.5	2.5	2.9
缬氨酸	3.9	4.6	4.6	3.2	3.8	3.8	4.8
色氨酸	1.0	1.0	1.0	1.0	1.0	1.0	1.0

被机体消化吸收的食物蛋白质，其氨基酸是按一定的比例合成人体需要的蛋白质。食物蛋白质的氨基酸模式与人体蛋白质的氨基酸模式越接近，其必需氨基酸在体内的利用率就高，反之则低。

动物蛋白质中的蛋、奶、肉、鱼等以及大豆蛋白质的氨基酸模式与人体蛋白质氨基酸模式较接近，从而所含的必需氨基酸在体内的利用率就较高，因此被称为优质蛋白质。其中鸡蛋蛋白质的氨基酸模式与人体蛋白质氨基酸模式最为接近，在比较食物蛋白质营养价值时常作为参考蛋白质。植物蛋白质中，赖氨酸、蛋氨酸、苏氨酸和色氨酸含量相对较低，所以营养价值也相对较低。

 链接

限制氨基酸

食物蛋白质中一种或几种必需氨基酸含量相对较低，导致其他必需氨基酸在体内不能被充分利用而使蛋白质营养价值降低，这些含量相对较低的氨基酸称为限制氨基酸。即由于这些氨基酸的不足，限制了其他氨基酸的利用。其中，含量最低的称第一限制氨基酸，余者类推。如大米和面粉蛋白质中的赖氨酸含量相对较少，赖氨酸就是这些食物的限制氨基酸。

三、食物蛋白质的营养价值评价

食物蛋白质由于氨基酸组成的差别，营养价值不完全相同。通常食物蛋白质的营养价值主要从蛋白质的含量、消化率和利用率三个方面进行评价。

（一）蛋白质含量

食物蛋白质含量是评价食物蛋白质营养价值的基础。因蛋白质含氮量比较恒定，多数蛋白质的平均含氮量为 16%，所以蛋白质的换算系数为：100/16=6.25，故食物中蛋白质含量 = 食物中的含氮量 ×6.25。

（二）蛋白质的消化率

食物蛋白质消化率是反映食物蛋白质在消化道内被分解和吸收程度的一项指标，是指在消化道内被吸收的蛋白质占摄入蛋白质的百分数。

食物蛋白质消化率的高低受到蛋白质性质、膳食纤维、多酚类物质和酶反应等因素影响。一般来说，动物性食物的消化率高于植物性食物。如鸡蛋、牛奶蛋白质的消化率分别为 98%、95%，而玉米和大米蛋白质的消化率分别为 85% 和 88%。

（三）蛋白质生物学价值

蛋白质生物学价值是反映食物蛋白质消化吸收后，被机体利用程度的一项指标；生物学价值越高，说明蛋白质被机体的利用率就越高，即蛋白质的营养价值越高。

食物蛋白质生物学价值的高低，取决于这种食物蛋白质的必需氨基酸组成（氨基酸模式）是否接近人体的需要，越接近者，生物学价值就越高。常用食物蛋白质生物学价值见表 2-3。

表 2-3　几种常用食物蛋白质生物学价值

食物蛋白质	生物学价值	食物蛋白质	生物学价值
鸡蛋	94	扁豆	72
脱脂牛奶	85	蚕豆	58
鱼	83	生大豆	57
牛肉	76	熟大豆	64
猪肉	74	玉米	60
大米	77	白菜	76
小麦	67	花生	59
小米	57	马铃薯	67

四、蛋白质的互补作用

两种或两种以上食物蛋白质混合食用，其中所含有的必需氨基酸取长补短、相互补充，使各种必需氨基酸的比例更接近人体的需要，从而提高了蛋白质的利用率。这种食物间相互补充其必需氨基酸不足的作用称为蛋白质的互补作用（表2-4）。

表2-4　几种食物混合后蛋白质的生物学价值

食物名称	单独食用生物学价值	混合食用所占比例（%）		
小麦	67	37	—	31
大米	57	32	40	46
大豆	64	16	20	8
豌豆	48	15	—	—
玉米	60		40	
牛肉干	76			15
混合食用蛋白质的生物学价值		74	73	89

为充分发挥食物蛋白质的互补作用，在调配膳食时应遵循三个原则：

（1）搭配的种类越多越好，不可偏食。

（2）食物的生物学种属越远越好，如动物性和植物性食物之间的混合比单纯植物性食物之间的混合要好。

（3）食用时间越近越好，同时食用最好。因为单个氨基酸在血液中的停留时间约4小时，然后到达组织器官，再合成组织器官的蛋白质，而合成组织器官蛋白质的氨基酸必须同时到达才能发挥互补作用，合成组织器官蛋白质。

五、蛋白质营养不良

蛋白质营养不良包括蛋白质摄入量不足或缺乏的疾病，也包括蛋白质摄入过多导致的机体健康的危害。蛋白质长期摄入不足可出现生长发育迟缓、易疲劳、抵抗力低下、智力发育障碍，严重时可引起营养不良性水肿等。

（一）蛋白质缺乏常见的原因

膳食中蛋白质供给不足，消化吸收不良，体内蛋白质合成障碍，损失过多是导致蛋白质缺乏的主要原因。

（二）临床表现

早期临床表现为消化不良、腹泻、脱水、失盐。继而肝脏受累，血浆白蛋白下降，导致水肿、肌肉萎缩、贫血、发育迟缓。在儿童可引起智力障碍，成人出现疲倦、体重减轻、抵抗力下降、伤口愈合不良等（蛋白质是产热营养素，故蛋白与热量不足是相伴存在的）。

临床上分为两型：一是营养不良性干瘦病，表现为体重严重减轻，皮下脂肪消失，肌肉组织损耗，无水肿，尤见于蛋白质与热能均不足；二是水肿型，表现为水肿，先见于下肢，尤其是足部较明显，血清蛋白低下。临床上常以两型混合发生，并伴有多种维生素缺乏。

（三）治疗

在病因治疗的基础上，全面加强营养，供给足够热量和优质蛋白质，补充维生素和矿

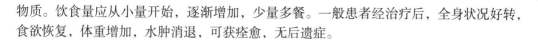

物质。饮食量应从小量开始，逐渐增加，少量多餐。一般患者经治疗后，全身状况好转，食欲恢复，体重增加，水肿消退，可获痊愈，无后遗症。

六、推荐摄入量及食物来源

（一）推荐摄入量

2013 年，中国营养学会在 RDA 的基础上，重新修订了推荐的膳食营养素摄入量，并采用了 DRIs 新概念。新修订的蛋白质推荐摄入量（RNIs），成年男、女轻体力活动分别为 65g/d 和 55g/d。

（二）食物来源

含蛋白质数量丰富且质量良好的食物为动物性食物，如各种肉类，蛋白质含量为 10% ～ 30%；鲜奶 1.5% ～ 4%；蛋类 13%；植物中食物的蛋白质含量，干豆类 20% ～ 50%，其中大豆含量最高；谷类 6% ～ 10%；薯类 2% ～ 3%。

> **链接**
>
> **吃素比吃荤更有益于健康吗**
>
> 素食者发生肥胖、高血压、糖尿病和某些癌症的概率比肉食者低，但长期的、绝对的吃素易出现蛋白质和某些营养素摄入不足，从而发生贫血及某些营养缺乏病。当然，尽管动物性食品具有很高的营养价值，但也并非多多益善，合理的膳食应当遵从膳食指南的要求。

第 3 节 脂 类

> **案例 2-3**
>
> 某男，65 岁。身高 170cm，体重 89kg，体型偏胖，喜食肉类，尤其是肥肉，不爱运动，患高血压、高血脂，长期服药。
>
> **问题：**应该如何调整膳食结构，改善该男子的营养健康状况？

脂类是脂肪和类脂的总称，是人体组织的重要组成成分。正常人体内脂类含量占体重的 14% ～ 19%，肥胖者可达 30%。脂肪是由一分子的甘油和三分子的脂肪酸组成的甘油三酯。类脂包括磷脂、糖脂和固醇类等。脂类中 95% 是脂肪，主要分布于皮下、腹腔、肌肉间隙和脏器周围。这部分脂肪容易受到机体营养状况和活动量的影响而有较大变化，故又称动脂。类脂约占脂类的 5%，是构成人体组织细胞的成分，因其在体内的含量较恒定，肥胖者不会增加，饥饿时也不会减少，故又称为定脂。

一、脂类的功能

（一）脂肪

1. 供给能量和储存能量　脂肪是三大产热营养素中产能最高的，1g 脂肪在体内氧化可产生 37.7kJ（9kcal）的能量，所以是人体能量的重要来源。当摄入的能量超过人体需要时，主要以脂肪的形式储存起来；而当人体需要能量时，这类脂肪又可分解释放能量。

2.机体的重要构成成分　脂肪和类脂是构成人体组织的重要成分，如脂肪，主要分布于皮下、关节、腹腔脏器，保护固定关节、组织和脏器；类脂是构成细胞膜磷脂的双分子层、脑髓及神经组织成分；一些固醇则是体内合成固醇类激素的必需物质。

3.维持正常体温和保护作用　脂肪组织在体内对重要脏器有支撑和保护作用，可保护内脏器官免受外力的伤害。同时又是很好的绝缘物质，可以预防体温不随环境的温度变化而急剧变化，所以有调节体温的作用。

4.促进脂溶性维生素的吸收　食用脂肪是脂溶性维生素的载体，可促进脂溶性维生素的吸收，有些食物脂肪还含有脂溶性维生素。

5.促进食欲及增加饱腹感　由于有香气的物质都溶于脂肪，所以用食用油脂炒、炸等食物可以使食物更有香味，更有味道，促进食欲；同时，脂肪在胃内停留时间较长，延迟胃的排空，增加饱腹感。

（二）类脂

1.磷脂　是构成细胞膜的重要组成成分，而且对脂肪的吸收和运转以及储存脂肪酸，特别是不饱和脂肪酸起着重要作用。

2.胆固醇　是构成人体细胞的重要成分，是人体内合成维生素D、性激素及肾上腺皮质激素的原料。

二、必需脂肪酸

必需脂肪酸是人体不可缺少而自身又不能合成，必须从食物中摄取的多不饱和脂肪酸。目前认为必需脂肪酸有两种：亚油酸和α-亚麻酸，它们在体内具有重要的生理功能：

1.磷脂的重要组成成分　磷脂是细胞膜的主要结构成分，与细胞膜的结构和功能直接相关。

2.体内合成前列腺素的前体　前列腺素是一组比较复杂的化合物，广泛存在于各组织中，具有多种多样的生理作用，如血管的收缩与扩张、神经刺激的传导等。

3.参与胆固醇代谢　胆固醇与必需脂肪酸结合后，才能在体内转运与进行正常代谢。如果缺乏必需脂肪酸，胆固醇就和一些饱和脂肪酸结合，不能在体内进行正常转运与代谢，并可能在血管壁沉积，发展成动脉粥样硬化。亚油酸还能降低血中胆固醇，防止动脉粥样硬化。因此，在临床上用于防止和治疗心血管疾病。

必需脂肪酸的缺乏会引起机体产生不同的疾病，有关其对疾病的影响目前是营养学的一个热门话题。要注意，摄入过多的多不饱和脂肪酸，也会使体内有害的氧化物、过氧化物等增加，同样也会对机体产生多种慢性危害。

三、供给量和食物来源

（一）供给量

中国营养学会2013年最新发布建议膳食中脂肪的适宜摄入量是以脂肪在体内可产生的能量占总能量的百分比计算的，成年人为20%～30%，儿童和青少年为25%～30%，婴儿为35%～50%。此外，还应考虑必需脂肪酸供给量，我国推荐一般应占总能量的1%～2%，需8g/d左右。同时，建议每日胆固醇摄取不宜超过300mg。

（二）食物来源

膳食脂类的来源有动物性和植物性两大类。动物性来源有猪油、牛油、鱼油、奶油、禽类油和蛋黄油等。植物性来源有花生油、菜籽油、大豆油、芝麻油、玉米油、棉籽油以及核桃仁、松籽仁、瓜子仁等。含磷脂较为丰富的有蛋黄、骨髓、肝和肾。需要指出的是：动物脂肪含饱和脂肪酸较多，多不饱和脂肪酸含量较少（鱼油除外）；植物油主要含多不饱和脂肪酸，是必需脂肪酸的主要来源。胆固醇只存在于动物性食物中，内脏、蛋黄和贝类等食物中胆固醇含量较高。

 链接

膳食中胆固醇摄入量越少越好吗

长期过量摄入胆固醇可以使血液中胆固醇含量增高，增加患动脉粥样硬化、冠心病的危险性。通常情况下，膳食中胆固醇摄入量高，往往饱和脂肪酸摄入量也较高，故应限制胆固醇的摄入量，每天不超过300mg为宜。同时需要指出的是，胆固醇摄入量过少对健康也不利。含胆固醇的食物都是动物性食物，可提供优质蛋白质和其他人体必需的营养素，如果过分限制则有可能导致其他营养素摄入不足而影响到身体健康。

第4节 糖 类

案例2-4

某女，65岁。已退休在家，日常活动主要是看电视，玩电脑，打麻将，食量较大，还经常参加朋友聚会，暴饮暴食，身高158cm，体重76kg，最近体检发现，血脂高，血压高，体重超标。

问题： 如何纠正该女士的营养健康状况？

一、糖类的分类及生理功能

（一）分类

糖类也称碳水化物，是由碳、氢、氧三种元素组成的一类化合物，是人类能量的主要来源，人类膳食中有40%～80%的能量均来源于碳水化合物。营养学通常将其分为单糖、双糖和多糖。

食物中的单糖主要为葡萄糖、果糖和半乳糖。双糖主要有蔗糖、乳糖、麦芽糖、海藻糖。多糖主要有淀粉、糊精和糖原。无论是那种糖，最终都是在消化道被分解为单糖。

（二）生理功能

1. 供给人体所需要的能量 糖类是人类从膳食中取得的最主要、最经济的能量来源。在我国居民的膳食中，碳水化合物提供了60%以上的能量。糖类在体内氧化较快，1克糖类在体内氧化可产生16.7 kJ（4 kcal）的能量，且能够及时供给人体能量需要。糖类氧化后的最终产物是二氧化碳和水。

2. 调节血糖、节氮和抗生酮作用 单糖被人体吸收入血后，一部分直接被组织利用；一部分以糖原形式储存于肝脏及肌肉组织；当血糖下降时，肝糖原被分解为葡萄糖，使人体的血糖维持在正常范围。此三个作用，对于维持人体的正常代谢、酸碱平衡、组织蛋白的合成与更新都非常重要。

3. 维持正常神经功能　中枢神经系统所需能量只能由碳水化合物供给，对于胎儿和婴儿的脑细胞，葡萄糖是唯一可利用的能量形式，缺乏糖类会影响脑细胞的代谢，进而影响脑细胞的发育和成熟。

4. 参与人体重要物质的组成　细胞膜的糖蛋白、结缔组织中的黏蛋白、神经组织中的糖脂等，都有糖类；遗传物质核酸的核糖和脱氧核糖也有碳水化合物参与构成。

二、膳食纤维

植物性食物中不能被人体消化吸收的成分。可分为不溶性膳食纤维和可溶性膳食纤维，前者包括纤维素、木质素和部分半纤维素；后者包括部分半纤维素、果胶和树胶等。膳食纤维有以下生理功能：

1. 改善大肠功能　促进肠蠕动，有利于排便，防治便秘，预防结肠癌。

2. 控制体重　膳食纤维可产生饱腹感而减少食物的摄入量，有利于控制体重和防止肥胖。

3. 降血脂作用　膳食纤维可抑制脂肪、胆固醇在肠道的吸收，促进胆固醇从粪便中排出，降低血浆胆固醇，预防冠心病。

4. 预防胆石形成　膳食纤维可降低胆汁和血清中胆固醇的浓度，预防胆石症。

5. 降低餐后血糖水平　膳食纤维可延缓糖类的消化吸收，使餐后血糖浓度不会急剧上升，有利于改善糖尿病的症状。

链接

膳食纤维对血脂的影响

膳食纤维在体内不能被分解利用，却是膳食中不可缺少的成分。流行病学调查发现，经常食用高纤维膳食的人群血浆胆固醇含量较低。在实验条件下给予高豆荚膳食可降低血胆固醇水平。果胶也可使胆固醇水平降低，如用柑橘凝胶混合物（含果胶15g）加入正常人膳食中，3周后血浆胆固醇平均降低13%。

三、食物来源和参考摄入量

我国膳食中糖类的供给量为占膳食总能量的55%～65%，膳食纤维的摄入量为成人每天30g左右为宜。

食物中碳水化合物的来源有五大类：谷物、蔬菜、水果、奶和糖。谷物中除淀粉和膳食纤维外，还有蛋白质、矿物质和维生素。薯类、豆类和植物的根和块茎都是淀粉的来源。所有蔬菜都有纤维素、蛋白质、矿物质和维生素。豆类还有脂肪。水果中有葡萄糖和蔗糖、膳食纤维、矿物质、维生素。糖是纯碳水化物，不含其他营养素，多吃能影响食欲，降低其他营养素的摄取量。

动物性食物中只有奶能提供一定数量的碳水化物。乳糖在肠内停留时间较其他双糖长，有利于细菌的生长，某些细菌能产生维生素 B_{12} 和其他 B 族维生素。人成年后乳糖酶逐渐消失，所以奶及奶制品会引起某些人的腹泻。

做做看

某成年男子，每日膳食中能量的推荐摄入量为2400kcal，请你计算一下蛋白质、脂肪及碳水化合物的适宜摄入量分别为多少克。

第 5 节　维　生　素

案例 2-5

某女，25 岁。身高 169cm，体重 78kg，生产后 8 个月断乳，为恢复产前苗条的体型，每天食物摄取多为蔬菜、水果为主，动物性食物摄入很少，最近，出现双下肢腓肠肌压痛，夜间下肢肌肉抽筋，眼睛干涩，毛发干燥等症状。

问题：由于不合理的膳食，该女士存在哪些营养问题？

维生素（vitamin）又名维他命，是维持人体生命活动所必需的一类低分子有机化合物，也是保持人体健康的重要活性物质。各种维生素的化学结构以及性质虽然不同，但它们却有着以下共同点：①均以维生素本身，或可被机体利用的前体化合物（维生素原）的形式存于天然食物中；②不是构成机体组织和细胞的组成成分，也不会产生能量，主要是参与机体代谢的调节；③一般不能在体内合成（维生素 D 例外）或合成量太少，必须由食物提供；④人体对维生素的需要量很小，日需要量常以毫克（mg）或微克（μg）计算，但一旦缺乏就会引发相应的维生素缺乏症，对人体健康造成损害。维生素种类很多，按其溶解性可分为脂溶性和水溶性两大类：

脂溶性维生素包括维生素 A、维生素 D、维生素 E 和维生素 K。该类维生素的化学组成仅含碳、氢、氧；易溶于脂肪和脂溶剂而不易溶于水；可随脂肪为人体吸收并在体内蓄积，排泄率不高，故过量摄入可以引起中毒。

水溶性维生素包括维生素 B 族（维生素 B_1、维生素 B_2、烟酸、维生素 B_6、叶酸、维生素 B_{12}、泛酸、生物素等）和维生素 C。该类维生素是构成机体多种酶系的重要辅基或辅酶，参与机体蛋白质、脂肪、糖类等多种代谢；易溶于水而不易溶于脂肪和脂溶剂；吸收后体内贮存很少，过量的多从尿中排出，一般不会引起中毒，但摄入过量时常干扰其他营养素的代谢。

链接

维生素的命名

维生素是一大类化学结构与生理功能各不相同的物质。其命名在科学家确定维生素的化学成分与生理功能之前，一般按发现历史的先后，以拉丁字母顺次命名维生素 A、B、C、D、E 等。其中如维生素 B 族原以为是一类物质，后来又发现是几种维生素的混合物，故又以 B_1、B_2……加以区别。以后又有了按化学结构命名，如硫胺素、核黄素、烟酸等。此外还可按生理功能及治疗作用命名，如抗坏血酸、抗佝偻病维生素、抗干眼病维生素等。因此，往往一种维生素有几种不同的名称。

一、脂溶性维生素

（一）维生素 A

维生素 A，又名视黄醇或抗干眼病维生素。维生素 A 只存在于动物性食品中，植物性食物中的胡萝卜素在体内转变成维生素 A，故又称为维生素 A 原。植物中的黄、红色素很多是胡萝卜素，其中最重要的是 β 胡萝卜素。

1. 理化性质　维生素A和胡萝卜素遇热和碱均稳定，一般烹调和罐头加工不易破坏，但是维生素A极易氧化，特别在高温条件下，紫外线照射可加快这种氧化破坏。脂肪氧化变质时，其中的维生素A也会遭受破坏。故维生素A制剂（如鱼肝油）应贮存于棕色瓶内，避光保存。

2. 生理功能与缺乏症

（1）维持正常视觉：维生素A参与视觉细胞内感光物质的合成与再生，与暗光下的视觉有密切关系。维生素A缺乏最早出现的症状是暗适应能力下降，即在黑暗中看不清物体，在弱光下视力减退，暗适应时间延长，严重者可致夜盲症。

（2）维护上皮组织健康：缺乏时可致上皮细胞角化，造成皮肤粗糙、干燥、呼吸道、消化道以及泌尿生殖系统内膜损伤而易受感染，特别是儿童易引起呼吸道疾病。缺乏维生素A还会引起眼干燥症，泪腺分泌减少，角膜干燥，严重者可导致失明。

（3）促进生长发育和维护生殖功能：维生素A可促进骨骼生长发育，缺乏时儿童生长发育迟缓。

（4）抑制肿瘤生长：维生素A有延缓或阻止癌前病变，防止化学致癌物作用，能抑制多种上皮肿瘤的发生和发展。

（5）维持机体正常免疫功能：缺乏维生素A可引起免疫功能低下。维生素A摄入过量可引起中毒，表现为食欲减退、头痛、呕吐、脱发、肌肉疼痛等。大量摄入胡萝卜素皮肤可出现类似黄疸症状，停止食用后症状可逐渐消失。

3. 推荐摄入量及食物来源　维生素A的单位过去以国际单位（IU）表示，胡萝卜素的单位是微克（μg）或毫克（mg）。在计算膳食中维生素A的总摄入量时，应将动物性食物中的维生素A（视黄醇）与植物性食物中的胡萝卜素都换算为视黄醇当量（RE）。换算关系是：

1μg 视黄醇当量（RE）＝1μg 视黄醇 ＝ 6μg β 胡萝卜素

1IU 维生素 A ＝ 0.3μg 视黄醇当量（RE）

1μg β 胡萝卜素 ＝ 0.167μg 视黄醇当量（RE）

膳食中总维生素 A（μg RE）＝视黄醇（μg）＋ β 胡萝卜素（μg）×0.167

我国成人膳食中维生素A的推荐摄入量为：男性 800μg RE/d；女性 700μg RE/d。

维生素A在动物性食品中含量丰富，最好的来源是各种动物肝脏、鱼肝油、鱼卵、全奶、奶油、禽蛋等。植物性食物中只含胡萝卜素，其良好来源是深色蔬菜和水果，如菠菜、冬寒菜、空心菜、莴笋叶、芹菜叶、胡萝卜、豌豆苗、红心红薯、辣椒及芒果、杏子及柿子等。

 链接

暗适应能力

我国多采用暗适应恢复时间，即双眼经强光漂白后，于暗中观察到极微弱的光源的时间。维生素A缺乏时，暗适应时间延长。该项指标主要用于大规模的人群营养状况调查。注意要排除各种眼睛疾病，如视神经萎缩、色素性网膜炎、近视性视网膜脉络膜炎、血糖过低及睡眠不足等与维生素A无关的因素引起的暗适应能力降低。

（二）维生素D

维生素D又名骨化醇、抗佝偻病维生素。为类固醇的衍生物，主要包括维生素D_2和维生素D_3。人体皮下组织中的7-脱氢胆固醇经紫外线照射可形成维生素D_3，植物中的麦角固醇经紫外线照射可形成维生素D_2，其活性只有维生素D_3的1/3。

1. 理化性质 维生素 D 的化学性质比较稳定，在中性和碱性环境中耐热，不易被氧化破坏，130℃加热 90 分钟，仍能保持其活性。酸性时逐渐分解破坏。烹调加工不会损失，脂肪酸败时可被破坏。

2. 生理功能与缺乏症 维生素 D 的主要功能是促进钙、磷的吸收和利用；促进骨与软骨及牙齿的钙化；与甲状旁腺素共同作用调节血钙，当血钙水平降低时，促使钙在肾小管再吸收，将钙从骨中动员出来维持血钙在正常范围；具有免疫调节功能，增强机体的抵抗力。维生素 D 缺乏可引起钙、磷代谢紊乱，血中钙、磷水平降低，致使骨组织钙化发生障碍，致骨质软化、变形。在婴幼儿发生佝偻病（图 2-3），表现为骨骼变软，易弯曲，畸形；同时影响神经、造血、免疫等器官组织的功能。成年人发生骨软化症，特别是孕妇、乳母和老年人，主要表现为骨软化，易折断，严重时骨质脱钙，骨质疏松，有自发性、多发性骨折。

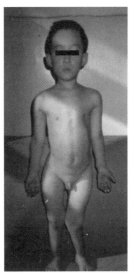

图 2-3 佝偻病患儿

过量摄入维生素 D 可引起中毒，出现食欲缺乏、体重减轻、恶心、呕吐、腹泻、头痛。

3. 推荐摄入量及来源 我国成人、儿童、孕妇、乳母膳食中维生素 D 的推荐摄入量为 10μg/d，老人为 15μg/d。人体皮肤在阳光照射下可产生维生素 D，成年人只要经常接触阳光，一般不会出现维生素 D 缺乏。维生素 D 的食物来源主要是海水鱼、动物肝脏、蛋黄等动物性食品，鱼肝油中含量很高。

案例 2-6

患者，女性，3 岁，只能扶床走，因腿痛常啼哭，两腿成 "O" 形，居室窗小，光暗，从未走出室外。虽足月顺产，但因母乳不足，喂奶糕（大米粉）长大，未吃过牛奶，也未服用过鱼肝油。现随大人饮食。腕部 X 线摄片诊断为 "活性佝偻病"。

分析：给浓鱼肝油 10ml（含维生素 D5000IU/g），日服 10 滴，1 个月服完，同时服乳酸钙每日 3g（含钙 390mg），嘱每天在户外半天时间。1 个月后腕部 X 线摄片活动性佝偻病治愈，只剩后遗症。

二、水溶性维生素

（一）维生素 B_1

1. 理化性质 维生素 B_1 又称硫胺素、抗脚气病维生素。维生素 B_1 为白色结晶，易溶于水，在酸性溶液中稳定，比较耐热，不易被破坏；在碱性溶液中对热极不稳定，一般加温煮沸可使其大部分破坏。煮粥、蒸馒头时加碱，会造成维生素 B_1 大量损失。

2. 生理功能与缺乏症 维生素 B_1 是脱羧酶的辅酶，参加糖类代谢，与能量代谢有关，在维持神经、肌肉特别是心肌正常功能以及促进胃肠蠕动和消化液分泌、维持正常食欲等方面起着重要作用。

缺乏维生素 B_1 会导致糖代谢障碍，使血液中丙酮酸和乳酸含量增多，影响神经组织供能，产生脚气病。临床上以消化系统、神经系统及心血管系统的症状为主，主要表现为肌肉虚弱、萎缩、小腿沉重、下肢水肿、心力衰竭等。

3. 推荐摄入量及食物来源 我国成人维生素 B_1 的推荐摄入量为：男 1.4mg/d，女 1.2mg/d。维生素 B_1 广泛存在于各类食物中，其良好来源是动物内脏（肝、肾、心）和瘦肉、全谷类、豆类和坚果类。谷物为我国人民的主食，也是维生素 B_1 的主要来源，但米面加工精度过高会造成维生素 B_1 大量损失。

链接

米糠治好了脚气病

1896 年，一名年轻的荷兰医生被派到当时的荷属东印度某个医院工作，当地脚气病蔓延。医生注意到医院中有几只厨师喂养的鸡，这些鸡也有双腿僵直、虚弱无力等类似脚气病的症状。有一天，他突然发现鸡的麻痹症状消失了，通过仔细的观察，他发现喂鸡的饲料原来是用患者吃剩的白米饭，现在改用了米糠。聪明的医生试着给患者吃一些米糠和糙米，不久，他们的脚气病竟被治愈了！后来，人们从米糠中提取出具有抗脚气病作用的物质，并能用人工方法合成，它就是维生素 B_1。

"脚气病"与"脚气"

"脚气病"与"脚气"是完全不同的两种疾病，我们平时说的"脚气"是一种真菌引起的脚癣，而"脚气病"却是由于缺乏维生素 B_1 引起的。先请你想一下：家里常吃的是粗米还是精米，标准粉还是精粉，平时吃蒸饭还是捞饭呢？现在生活条件越来越好，我们吃的越来越精细，大部分人吃的是精白米面，粗粮在主食中占的比例也越来越小，同时由于中国居民的饮食习惯，肉类食品所占比例也较低。这些原因都会造成维生素 B_1 的缺乏，得上脚气病。

（二）维生素 B_2

1. 理化性质 维生素 B_2 又称核黄素，为橙黄色针状结晶，带有微苦味，在水中溶解度较低，在酸性溶液中对热稳定，在碱性溶液中易分解破坏。

2. 生理功能与缺乏症 维生素 B_2 是多种黄素酶的辅酶，在体内生物氧化中起递氢体作用，参与蛋白质、脂肪、糖类代谢和能量代谢。维生素 B_2 缺乏的主要表现有口角炎、唇炎、舌炎、睑缘炎、脂溢性皮炎和阴囊炎。维生素 B_2 还与红细胞生成以及铁的吸收和利用有关，补充维生素 B_2 对防治缺铁性贫血有重要作用（图 2-4）。

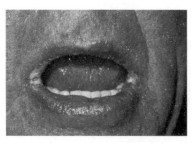

图 2-4 维生素 B_2 缺乏引起的口角炎、唇炎

3. 推荐摄入量及食物来源 我国成人维生素 B_2 的推荐摄入量为：男 1.4mg/d，女 1.2mg/d。维生素 B_2 是我国居民膳食中最容易缺乏的维生素。动物性食物，尤其是肝、肾、心、蛋黄、乳类中含量丰富；植物性食物中绿叶蔬菜及豆类含量较多，而粮谷类含量较低。

（三）烟酸

1. 理化性质 烟酸又称为尼克酸、维生素 PP、抗糙皮病维生素或抗癞皮病维生素。它是一种白色晶体，溶于水，性质稳定，在酸、碱、光、氧环境中加热也不易破坏，通常食物加工烹调对其损失极少。

2. 生理功能 烟酸在体内以辅酶的形式参与脱氢酶的组成，是生物氧化还原反应中重要的递氢体，并参与糖类、脂类、蛋白质代谢和能量代谢。烟酸是葡萄糖耐量因子的重要成分，具有增强胰岛素效能的作用。大剂量烟酸还有降血脂作用。

烟酸缺乏可引起癞皮病，其典型症状为皮炎（dermatitis）、腹泻（diarrhoea）和痴呆（dementia），即"三 D 症状"。其中皮肤症状最具特征性，主要表现为裸露皮肤及易摩擦部位出现对称晒斑样损伤；胃肠症状可有食欲缺乏、恶心、呕吐、腹痛、腹泻等；神经症状可表现为失眠、衰弱、乏力、抑郁、淡漠，甚至痴呆。

3. 推荐摄入量及食物来源 色氨酸在体内可转变为烟酸，平均 60mg 色氨酸在体内可转变为 1mg 烟酸，因此，膳食中烟酸的摄入量用烟酸当量（NE）表示：

烟酸当量（mgNE）＝烟酸（mg）+1/60 色氨酸（mg）

我国成人烟酸的推荐摄入量为：男 15mgNE/d，女 12mgNE/d。

烟酸广泛存在于动植物食物中，肝、肾、瘦肉、鱼等动物性食品和谷类、豆类中含量丰富，一般不会缺乏。

链接

玉米中烟酸含量不低，且高于大米，但为何易发生癞皮病？

以玉米为主食的人群易发生癞皮病，其原因是：①玉米中所含的烟酸是结合型的，不能被人体吸收利用；②玉米中色氨酸含量低。用碳酸氢钠（小苏打）处理玉米可将结合型烟酸水解为易被机体利用的游离型烟酸，是预防癞皮病的有效方法。

（四）叶酸

1. 理化性质 叶酸因最初从菠菜叶中分离提取出来而得名，为鲜黄色粉末状结晶，微溶于水，不溶于乙醇、乙醚及其他有机溶剂。叶酸钠盐易溶于水，在水溶液中易被光解破坏，在酸性溶液中对热不稳定，而在中性和碱性环境很稳定，即使加热到 100℃ 也不会被破坏。

2. 生理功能与缺乏症 叶酸在体内的活性形式为四氢叶酸，它是体内许多重要生化反应中一碳单位的运载体，参与许多重要化合物的合成和代谢，如 DNA 和 RNA 合成、氨基酸之间的转化以及血红蛋白、磷脂、胆碱、肌酸的合成等。

叶酸缺乏可引起巨幼红细胞性贫血。近年来研究发现，孕妇在怀孕早期缺乏叶酸是引起胎儿神经管畸形的主要原因。儿童叶酸缺乏可影响生长发育。

3. 推荐摄入量及食物来源 我国成人叶酸的推荐摄入量为 400μg/d。叶酸广泛存在于动植物食物中，其良好食物来源为动物的肝肾、绿叶蔬菜、土豆、豆类、麦胚等。

（五）维生素 C

1. 理化性质 维生素 C 是一种具有预防维生素 C 缺乏病（坏血病）功能的有机酸，故又称为抗坏血酸，溶于水，有酸味，性质不稳定，易被氧化破坏，遇碱性物质、氧化酶及铜、铁等重金属离子更易被氧化破坏。在酸性环境中对热稳定，所以烹调蔬菜时加少量醋可以避免维生素 C 破坏。

2. 生理功能与缺乏症

（1）抗氧化作用：维生素 C 是一种很强的抗氧化剂，可保护其他物质免受氧化损害。在体内氧化还原反应过程中发挥重要作用。

（2）促进组织中胶原的合成：维生素 C 缺乏时影响胶原合成，使创伤愈合迟缓，毛细血管脆性增加，引起不同程度的出血。维生素 C 缺乏病即坏血病，主要临床表现是牙龈肿胀和出血、鼻出血、皮下出血、月经过多、便血、关节疼痛等，还可以引起骨质疏松和伤口愈合迟缓。

（3）参与胆固醇代谢：维生素 C 可使胆固醇转变为胆酸及性激素，从而降低血浆胆固醇水平。

（4）促进铁的吸收：维生素C可促进肠道三价铁还原为二价铁，有利于铁的吸收，是治疗贫血的重要辅助药物。

（5）解毒：维生素C对铅、汞、砷等化学毒物有解毒作用，给予大剂量的维生素C可缓解其毒性，促进排出体外。

维生素C毒性很低，但长期大量服用维生素C会使尿中草酸盐排泄增多，增加患尿路结石的危险性。

 链接

维生素C与坏血病

两百多年以前，很多去航海的人都知道只有一半的生还机会，其原因既不是遇到海盗，也不是死于风暴，而是可能会患上坏血病。为了寻找坏血病的治疗方法，当时有一个英国医生将一些患坏血病的海员进行分组，每一组的食物中分别加了醋、盐酸、海水、柑橘或柠檬。结果那些吃新鲜水果的人很快就被治愈了。我国明朝时郑和七次下西洋取得成功，船上水手无一人患坏血病而死，就是由于携带了大量的黄豆上船，黄豆可发豆芽，而豆芽中维生素C含量相当丰富，这样就解决了维生素C缺乏的问题，很好地完成了航海任务。

3. 推荐摄入量及食物来源　我国成人维生素C的推荐摄入量为100mg/d，孕妇115mg/d，乳母150mg/d。维生素C的主要来源是新鲜蔬菜和水果，尤其是绿叶蔬菜、酸性水果如柠檬、柑、柚、酸枣、草莓、番茄等。各式芽菜、芥菜、青椒、苦瓜、花椰菜、香菜、红辣椒、卷心菜、莴苣、菠菜中也富含维生素C。植物种子（粮谷、豆类）不含维生素C，但豆类在发芽时含有维生素C。

 链接

尿负荷试验

是一种评价人体内水溶性维生素营养状况的方法。原理为当机体摄入较大量的水溶性维生素后，超负荷的量就会以原形或代谢物的形式从尿中排出，由此可判断机体的营养水平。常用4小时尿负荷试验，成人服用的负荷量为：维生素B_1 5mg，维生素B_2 5mg，维生素C 500mg。收集口服后4小时内的尿液，测定尿中相应维生素含量按照标准进行判断。

第6节　无机盐及微量元素

 案例2-7

某男，5岁。食欲不振，食物摄入量少，不喜吃动物性食物。形体瘦弱，身高及体重低于同龄儿童。皮肤干燥、粗糙。头发色素减少、发黄稀疏，指甲白斑。免疫能力低下，易感染，经常感冒，经常捡食幼儿园内花园的泥土。
问题： 该儿童主要存在哪些营养问题？

人体组织中几乎含有自然界存在的各种元素，而且与地球表层元素组成基本一致。在这些元素中，除碳、氢、氧、氮主要以有机化合物形式存在外，其余均统称为矿物质（无机盐）。根据其在人体中含量的多少，可分为常量元素与微量元素。含量大于0.01%者为常量元素，有钙、磷、钠、钾、氯、镁、硫等 7 种；含量小于 0.01% 者为微量元素，有铁、碘、铜、锌、锰、钴、钼、硒、铬、镍、锡、氟、硅、钒等 14 种。1995 年，FAO/WHO 将其中的铁、碘、铜、锌、锰、钼、硒、铬、钴、氟等 10 种元素列为人体必需的微量元素。

　　机体在代谢过程中，每天都有一定量的矿物质通过各种途径排出体外，矿物质不能在体内生成，只能靠食物或饮水来供给。矿物质在食物中分布很广，正常饮食能满足需要，但由于其生理作用剂量与中毒剂量极其接近，过量摄入无益而有害。我国人民膳食中容易缺乏的矿物质主要有钙、铁、锌，在特殊地理环境或其他特殊条件下，也可能有碘、硒等的缺乏问题。

一、钙

　　钙是人体含量最多的矿物质，成人体内含钙约 1200g，占体重的 1.5% ～ 2.0%，其中 99% 集中在骨骼和牙齿中，1% 以游离或结合离子状态存在于软组织、细胞外液及血液中，与骨骼中的钙维持着动态平衡。

　　1. 生理功能与缺乏症　钙是构成骨骼和牙齿的主要成分，维持心跳的正常节律性和神经与肌肉的正常兴奋性，是某些酶的激活剂，参与凝血过程，维持体内酸碱平衡和毛细血管的正常通透性等。钙缺乏时可使神经肌肉兴奋性增高，引起手足搐搦症；长期缺钙儿童可发生佝偻病和龋齿，成人则可发生骨质软化症和骨质疏松症。

　　2. 钙的吸收　成年人钙在肠道的吸收率为 20% ～ 30%，儿童可达 40%。食物中的维生素 D、乳糖和某些氨基酸等与钙结合形成可溶性络合物，可促进钙的吸收；而植酸、草酸可与钙形成不溶性钙盐，降低钙的吸收率。此外，膳食纤维过多、脂肪过多或脂肪消化不良时，也可影响钙的吸收。

　　3. 适宜摄入量与食物来源　中国营养学会推荐的适宜摄入量为：成人 800mg/d，老年人和青少年 1000mg/d，孕妇、乳母 1200mg/d。钙是我国居民膳食中最容易缺乏的矿物质，最理想的钙的食物来源是奶与奶制品，不仅含钙丰富而且吸收率高，发酵的酸奶更有利于钙的吸收。可以连骨吃的小鱼、小虾、虾皮及坚果类含钙也高，豆类及绿叶菜也是钙的良好来源，硬水中也含有相当量的钙。

二、铁

　　铁是人体必需微量元素中含量最多的元素，成人体内含铁总量为 4 ～ 5g。其中 70% 的铁存在于血红蛋白、肌红蛋白及含铁酶中，称为功能性铁；其余 30% 的铁为储存铁，主要以铁蛋白和含铁血黄素的形式存在于肝、脾和骨髓中。铁在体内含量因年龄、性别、营养和健康状况不同而有较大的个体差异。

　　1. 生理功能与缺乏症　铁为血红蛋白、肌红蛋白、细胞色素及某些呼吸酶的重要成分，参与体内氧的运送和组织呼吸过程。铁与红细胞形成和成熟有关，维持正常的造血功能。铁还与维持正常免疫功能有关。

　　缺铁性贫血是常见的营养缺乏病，婴幼儿、孕妇及乳母更易发生。缺铁还可引起智力发育的损害及行为改变，损害儿童的认知能力，降低抗感染能力。

　　2. 铁的吸收　食物中的铁有两种类型，即血红素铁和非血红素铁。血红素铁存在于动物性食物中，是与血红蛋白、肌红蛋白中的卟啉结合的铁，吸收率可达 20% 以上；植物性食物中的铁都是非血红素铁，吸收率一般只有 1% ～ 5%。非血红素铁的吸收受许多因素的影响，谷类和蔬菜中的植酸、草酸和膳食纤维会干扰其吸收，而维生素 C 和肉类可促进其

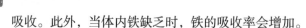

吸收。此外，当体内铁缺乏时，铁的吸收率会增加。

3. 适宜摄入量与食物来源　我国成人铁的适宜摄入量为男 15mg/d，女 20mg/d。膳食中铁的良好来源为动物肝脏、动物全血、肉类、鱼类和某些蔬菜。

　链接

缺铁性贫血分期

缺铁性贫血一般分三个阶段：第一阶段为铁减少期（ID），此期主要是体内储存铁减少，血清铁蛋白浓度下降；第二阶段为缺铁性红细胞生成期（IDE），此期除血清铁蛋白浓度下降外，血清铁也下降，同时铁结合力上升（运铁蛋白饱和度下降），游离原叶琳（FEP）浓度上升；第三阶段为缺铁性贫血期（TDA），血红蛋白和血细胞比容下降。

三、锌

成人体内含锌量为 2 ～ 2.5g，主要存在于肌肉和骨骼中。视网膜、前列腺和肝脏中含量较高。

1. 生理功能缺乏症　锌是体内两百多种酶的组成成分或酶的激活剂，参与蛋白质合成，能促进生长发育与组织再生，增强免疫力。锌还是味觉素的重要成分，可促进食欲。缺锌可引起食欲缺乏、味觉迟钝或出现异食癖、生长发育迟缓、创伤不易愈合、易感染、第二性征发育障碍、性功能减退、精子产生过少等。

盲目过量补锌可干扰铜、铁和其他微量元素的吸收利用，导致贫血，损害免疫功能。成人摄入 2g 以上的锌可导致锌中毒，表现为上腹疼痛、腹泻、恶心、呕吐等。并可引起铜的继发性缺乏，胃损伤及免疫功能抑制。

2. 锌的吸收　锌在小肠吸收率为 20% ～ 30%，食物中的植酸、草酸、钙、纤维素等可影响其吸收，故植物性食物的锌吸收率较动物性食物为低。

3. 推荐摄入量与食物来源　我国成人锌的推荐摄入量为男性 12.5mg，女性 17.5mg，孕妇 9.5mg，乳母 11.5mg。高蛋白食物普遍含锌较高，尤其是海产品是锌的良好来源，肉、蛋、奶含量次之，植物性食物含锌较少。

　链接

小儿缺锌的营养防治

婴儿时期的母乳喂养是预防锌缺乏的有效措施之一，人初乳含锌量可高达 306μmol/L，故应早开奶。人工喂养应选择强化锌的婴儿配方奶粉。婴儿 4 ～ 6 月龄时应及时添加含锌的辅食，如蛋黄、瘦肉、鱼、动物内脏、牡蛎等，鼓励进食富含锌的动物性食物。早产儿、人工喂养儿、营养不良儿、长期腹泻、大面积烧伤、长期静脉补液等情况的儿童，均应适当补锌。

四、碘

成人体内含碘 20 ～ 50mg，甲状腺组织内含碘最多，肌肉含量仅次于甲状腺，其他脏器也可摄取或浓集碘，但仅甲状腺才能利用碘合成甲状腺素。

1. 生理功能与缺乏症　碘在人体内参与甲状腺素的合成，甲状腺素的所有生理功能都与碘有关，包括促进生物氧化，调节能量转化；促进蛋白质、糖和脂肪代谢；调节水盐代谢，缺乏时可引起黏液性水肿；促进维生素吸收和利用；活化体内 100 多种酶；促进生长发育等。

成人缺碘可引起地方性甲状腺肿（图 2-5）；胎儿和婴幼儿缺碘可引起克汀病，表现为生长发育迟缓、智力低下（图 2-6）。如果碘的摄入过多也可导致高碘性甲状腺肿。

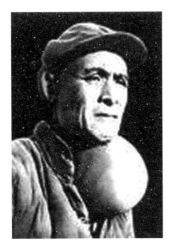
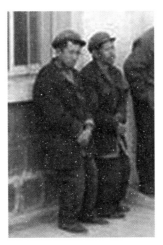

图 2-5　地方性甲状腺肿患者　　　图 2-6　克汀病患者

2. 适宜摄入量与食物来源　我国成人碘的适宜摄入量为 120μg/d。含碘丰富的食物主要是海带、紫菜等海产品，植物性食物中碘含量很低。为防治碘缺乏病，我国采取在食盐中加碘的措施并取得了良好的防治效果。

链接

补碘可防治克汀病

在某些山区、丘陵和高原地区，有时可以见到一些身材矮小、智力迟钝以及又聋又哑的人，医学上把这种疾病称为地方性克汀病或呆小病。调查研究发现：克汀病的患者都出生在外环境（土壤、食物、饮水）中严重缺碘的地区，发病与母亲在怀孕期碘缺乏有关。研究发现，在克汀病高发地区接受碘油注射的孕妇，生出的婴儿几乎没有患克汀病的。因此，通过碘盐或碘油的方式为缺碘地区居民补碘，特别是对怀孕的妇女补碘是非常必要的。

五、硒

硒在人体内总量为 14 ～ 20mg，广泛分布于所有组织和器官中，肝、胰、肾、心、脾、牙釉质及指甲中硒浓度较高，脂肪组织最低。

1. 生理功能与缺乏症　硒是谷胱甘肽过氧化物酶的组成成分，此酶具有抗氧化功能，可保护细胞膜及人体组织免受过氧化物的损害。硒可以保护心血管和心肌健康，缺硒可引起以心肌损害为特征的克山病。硒在体内可与重金属结合起解毒作用。此外，硒还具有增强免疫力、促进生长、保护视觉器官及抗肿瘤作用。缺硒还可引起大骨节病。

2. 推荐摄入量与食物来源　我国成人硒的推荐摄入量为 50μg/d，动物的肝、肾以及肉类、海产品都是硒的良好食物来源，但食物中的硒含量受当地水土中硒含量影响很大。

链接

克 山 病

克山病是一种以心肌变性坏死为主要病理改变的地方病，亦称地方性心肌病。1935 年在我国黑龙江省克山县发现大批病例，主要表现为心脏扩大、心室壁不增厚心力衰竭、心律失常，因病因不明确，故命名为"克山病"。现已证明克山病是一种与环境低硒含量关系密切的地方性心肌疾病。

小结

　　本章主要介绍了能量以及蛋白质、脂类、碳水物质化合物、维生素和矿物质的生理功能、缺乏症以及主要的食物来源，其中蛋白质、脂肪和碳水化合物是产能营养素，维生素和矿物质不能产生能量，但每一种营养素都有其重要的生理功能。机体每天需要摄取适量的各类营养素，以防止缺乏引起疾病，同时也要注意某些营养素摄入过多或摄入不平衡可能对人体健康产生危害。

自 测 题

一、名词解释

1. 能量系数　2. 基础代谢　3. 基础代谢率

4. 食物的特殊动力作用　5. 必需氨基酸

6. 氨基酸模式　7. 限制氨基酸　8. 蛋白质的消化率

9. 蛋白质生物学价值　10. 蛋白质的互补作用

11. 必需脂肪酸　12. 碳水化合物　13. 维生素

14. 微量元素

二、选择题

1. 评价食物蛋白质的质量高低，主要看（　　）

　A. 蛋白质的含量和消化率

　B. 蛋白质的消化率和生物学价值

　C. 蛋白质含量、氨基酸含量、生物学价值

　D. 蛋白质含量、蛋白质消化率及生物学价值

　E. 氨基酸组成、蛋白质互补作用的发挥

2. 蛋白质生物学价值的高低主要取决于（　　）

　A. 各种氨基酸的含量与比值

　B. 各种必需与非必需氨基酸的含量与比值

　C. 各种必需氨基酸的含量与比值

　D. 各种非必需氨基酸的含量与比值

　E. 限制氨基酸的含量与比值

3. 以下为人体非必需氨基酸的是（　　）

　A. 色氨酸　　　　　　　B. 苏氨酸

　C. 蛋氨酸　　　　　　　D. 精氨酸

　E. 赖氨酸

4. 食物中限制氨基酸的存在使机体（　　）

　A. 蛋白质的吸收受到限制

　B. 蛋白质供应热能受限

　C. 合成组织蛋白质受限

　D. 蛋白质分解代谢受限

　E. 机体氮平衡受限

5. 粮谷类食品中存在的第一限制性氨基酸是
（　　）

　A. 谷氨酸　　　　　　　B. 组氨酸

　C. 蛋氨酸　　　　　　　D. 赖氨酸

　E. 色氨酸

6. 豆类存在的第一限制氨基酸是（　　）

　A. 谷氨酸　　　　　　　B. 组氨酸

　C. 蛋氨酸　　　　　　　D. 赖氨酸

　E. 色氨酸

7. 按照目前我国膳食习惯，膳食中蛋白质的主要来源是（　　）

　A. 肉、鱼、禽类　　　　B. 豆类及豆制品

　C. 蛋、奶类　　　　　　D. 粮谷类

　E. 薯类

8. 脂肪摄入过多与许多疾病有关，因此要控制膳食脂肪的摄入量，一般认为脂肪的适宜的供能比例是（　　）

　A. 10% ～ 15%　　　　　B. 60% ～ 70%

　C. 20% ～ 25%　　　　　D. 30% ～ 40%

　E. 40% ～ 50%

9. 必需脂肪酸与非必需脂肪酸的根本区别在于
（　　）

　A. 前者是人体所必需的，而后者不是

　B. 前者可以在人体合成，而后者不能

　C. 前者不能在人体合成，而后者可以

　D. 前者不是人体所必需的，而后者是

E. 以上都不是

10. 目前确定的最基本必需脂肪酸是（　　）

　　A. 亚油酸、花生四烯酸、α- 亚麻酸

　　B. 亚油酸、α- 亚麻酸

　　C. 亚油酸、花生四烯酸

　　D. α- 亚麻酸、花生四烯酸

　　E. 亚油酸

11. 以下哪种食用油中含必需脂肪酸较多（　　）

　　A. 牛油　　　　　　　B. 花生油

　　C. 猪油　　　　　　　D. 椰子油

　　E. 黄油

12. 以下不属于膳食纤维的是（　　）

　　A. 纤维素　　　　　　B. 果胶

　　C. 半纤维素　　　　　D. 藻类多糖

　　E. 果糖

13. 人体的热能来源于膳食中蛋白质、脂肪和糖类，它们在体内的产热系数分别为（　　）

　　A. 4kcal/g、9kcal/g、9kcal/g

　　B. 4kcal/g、9kcal/g、4kcal/g

　　C. 9kcal/g、4kcal/g、4kcal/g

　　D. 4kcal/g、4kcal/g、4kcal/g

　　E. 4kcal/g、4kcal/g、9kcal/g

14. 由于食物的特殊动力作用而增加的能量消耗，以何种营养素最多（　　）

　　A. 脂肪　　　　　　　B. 糖类

　　C. 蛋白质　　　　　　D. 混合膳食

　　E. 酒精

15. 中国居民膳食中膳食纤维的重要来源是（　　）

　　A. 肉类　　　　　　　B. 蛋类

　　C. 奶制品　　　　　　D. 精制米面

　　E. 水果蔬菜

16. 下列属于水溶性维生素的是（　　）

　　A. 维生素 A　　　　　B. 维生素 C

　　C. 维生素 D　　　　　D. 维生素 E

　　E. 维生素 K

17. 维生素 A 缺乏最早出现的症状是（　　）

　　A. 皮肤粗糙、毛囊角化　　B. 皮下出血

　　C. 暗适应能力下降　　　　D. 眼干燥症

　　E. 口角炎、唇炎

18. 人体皮下组织中的 7- 脱氢胆固醇，经紫外线照射可形成（　　）

　　A. 维生素 A　　　　　B. 维生素 B 族

　　C. 维生素 C　　　　　D. 维生素 D

　　E. 维生素 E

19. 患者张某，男性，25 岁，面部患脂溢性皮炎，并有口角炎、唇炎、舌炎。患者可能缺乏（　　）

　　A. 维生素 A　　　　　B. 维生素 B₁

　　C. 维生素 B₂　　　　　D. 烟酸

　　E. 维生素 C

20. 下列哪一种物质在体内可转变为烟酸（　　）

　　A. 色氨酸　　　　　　B. 赖氨酸

　　C. 叶酸　　　　　　　D. 脂肪酸

　　E. 维生素 C

21. 关于维生素 C 以下说法不正确的是（　　）

　　A. 人体不能合成，必须从食物中摄取

　　B. 性质稳定，不易氧化破坏

　　C. 烹调时加少量醋可以避免其被破坏

　　D. 可促进胶原合成，防治维生素 C 缺乏病

　　E. 主要来源于新鲜的蔬菜和水果

22. 钙的理想食物来源是（　　）

　　A. 肉类　　　　　　　B. 鱼类

　　C. 奶及奶制品　　　　D. 蛋类

　　E. 蔬菜水果

23. 克山病是由于缺乏（　　）

　　A. 钙　　　　　　　　B. 铁

　　C. 锌　　　　　　　　D. 碘

　　E. 硒

三、填空题

1. 癫皮病的典型症状为_____、_____ 和_____，简称 "三 D" 症状。

2. 婴幼儿缺乏维生素 D 可引起_____，成人则可发生_____。

3. 维生素C的主要食物来源是_____和_____，成年人每日膳食中维生素 C 的推荐摄入量为_____。

4. 血红素铁存在于_____ 食物中，是与_____、_____中的卟啉结合的铁，吸收率较高。

四、简答题

1. 何谓基础代谢？影响基础代谢的因素有哪些？

2. 何谓膳食纤维？有哪些生理功能？

3. 蛋白质互补对人们的膳食有何作用？

4. 简述维生素 C 的生理功能、缺乏症状及食物来源。

3 第3章 不同生理人群的营养

人的一生在不同生理时期有不同的营养需求。根据不同时期的生理特点，其膳食安排也要做出相应的调整，以达到预防疾病，保证健康的目的。本章以孕妇、乳母、婴幼儿、儿童、青少年和老年人等不同人群的生理特点为依据，分别介绍这些人群的营养需求和合理膳食。

第1节 孕妇和乳母营养

案例 3-1

某女，28岁。产后6个月，母乳喂养。身高160cm，体重75kg。为恢复体形开始吃素。最近出现眼睛干涩，双下肢腓肠肌压痛，并伴有夜间下肢肌肉抽筋，且有便秘出现。

问题： 1. 其眼睛干涩可能是缺乏哪些营养素引起的？

2. 该妇女的饮食行为中，容易导致哪一类维生素缺乏？

妇女从妊娠期到哺乳期，由于孕育胎儿、分娩和分泌乳汁的需要，对营养素的需求量会明显增加，孕妇和乳母的营养状况，直接影响到母子双方的健康。因此，满足妊娠期和哺乳期的营养非常重要。

一、孕妇营养

（一）妊娠期生理特点

妇女在妊娠期会发生一系列的生理变化，以满足胎儿在母体内生长发育的需要，孕妇的营养直接关系到母子的健康（图3-1）。

1. 代谢变化 孕妇妊娠期间，在相关激素的影响下，母体合成代谢活动明显增强。母体通过合成大量蛋白质以构成胎儿机体组织、胎盘和羊水等成分，同时要为分娩消耗及产后乳汁分泌储备蛋白质和脂肪，因此孕妇对能量的需求增加。

2. 消化系统变化 怀孕初期，由于消化液分泌减少，胃肠蠕动减慢，所以孕妇会出现消化不良、恶心、呕吐、食欲减退等妊娠反应。后期由于子宫增大而影响胃

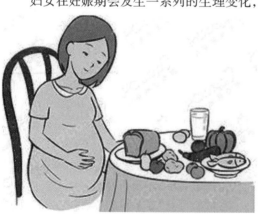

图3-1 孕妇营养直接关系母子健康

肠的蠕动，出现胃肠胀气、便秘等现象。妊娠期间，随着妊娠的进展，尤其在妊娠的后期，胃肠道对钙、铁、维生素以及叶酸等营养素的吸收能力增强。

3. 泌尿系统变化　妊娠期间，肾血流量增加，肾小球滤过率增加，有利于胎儿和母体代谢产物的排出，一些营养素如葡萄糖、叶酸等的排出也会增加。

4. 血容量及血液成分变化　妊娠期间，血容量比非妊娠期增加 50% 左右，而红细胞增加 18%～30%。由于血容量增加的幅度比红细胞增加的幅度大，致使血液相对稀释，血液中的血红蛋白含量下降，容易出现生理性贫血。

5. 体重变化　妊娠期间母体体重明显增加。孕期一般增加体重 10～12.5kg。妊娠早期增重较慢，中期和后期体重增加较快。妊娠期体重增加过多和过少均不利，体重增长过快，可能引起胎儿生长过大，增加分娩的困难，孕妇也容易发生妊娠高血压和糖尿病；体重增加过缓，胎儿生长发育迟缓，容易出现早产儿或低体重儿。

（二）孕妇营养需要

由于胎儿在妊娠期各阶段的生长速度不同，对所需的能量和营养的需求也有所差异，但总体来说，对能量和各种营养素的需求都要比非妊娠期增加。

1. 能量　孕妇在妊娠期间，对能量的摄取，除满足自身代谢活动增加的需要外，还要为胎儿生长发育提供足够的营养，所以孕妇在妊娠期间需要摄取足够的能量。妊娠早期由于胎儿发育缓慢，对能量的摄取基本与孕前相近。在妊娠中期和后期胎儿生长速度加快，对能量的需求量增加，中国营养素学会推荐每日增加能量摄入量孕中期 300kcal、孕晚期 450kcal。能量的摄入也不能过多，可以通过密切监测体重的增长情况来判断能量摄入是否合适。

2. 蛋白质　蛋白质是胎儿生长发育的重要营养物质。为满足母体和胎儿生长发育的需求，妊娠期对蛋白质的需求增加，蛋白质的总量为 80～90g/d，整个妊娠期间孕妇需增加蛋白质储存约 1kg。中国营养学会建议蛋白质的增加量为：妊娠中期 15g/d，妊娠后期 30g/d，其中优质蛋白（如动物性食物、豆类等）的摄入量应占蛋白质总量的 1/3 以上。如果蛋白质的摄入量不足，不仅阻碍胎儿的发育，还会引起孕妇贫血、营养性水肿的发生，或成为产后母乳不足的原因。

3. 脂类　孕妇在妊娠期间需储备 3～4kg 的脂肪以备产后泌乳。脂肪中的磷脂以及多不饱和脂肪酸对人类生命早期的脑和视网膜等的发育有重要作用。因此，孕妇应摄入足够的脂类。中国营养学会建议孕妇每日脂肪摄入量约占总能量的 20%～30%，其中饱和脂肪酸、单不饱和脂肪酸、多不饱和脂肪酸的比例为 1∶1∶1。

4. 糖类　孕妇在妊娠期间要避免饥饿，防止产生酮体，尤其体重增加很少的孕妇更应注意。孕妇每日至少要摄入 100～200g 糖类，每日糖类提供的能量以占总能量的 62% 左右为宜。孕妇容易发生便秘，应摄入足量的膳食纤维，多吃蔬菜和水果。

5. 矿物质

（1）钙：妊娠期妇女与非孕时相比，钙的吸收率增加。孕妇要特别注意钙的补充，孕妇摄入的钙不仅供胎儿生长发育所需，还为泌乳做准备。妊娠期钙摄入不足，孕妇血钙下降，可引起腰腿酸痛、肌肉痉挛，重者可出现骨质疏松或骨质软化，并影响胎儿骨骼及全身发育。我国建议妊娠期钙的摄入量为：1000mg/d。宜多食含钙多的食品，如小鱼、海带、海藻、蛋、豆类、奶制品、油菜、芹菜等。

（2）铁：妊娠期孕妇发生缺铁性贫血是一种常见的现象。据统计，我国孕妇贫血患病率城市达 20% 以上，农村则高达 40% 以上。主要原因是妊娠期对铁的吸收增加，但摄入不足且吸收利用率低。孕妇在妊娠期要摄入充足的铁，否则影响胎儿的生长发育。孕妇铁的建议摄入量：妊娠中期 25mg/d，妊娠后期 30mg/d。动物肝脏、动物血、瘦肉等铁含量丰富且吸收率高，是铁的良好来源，也可从鱼、蛋、豆类、蔬菜中获取。

（3）锌：孕妇摄入充足的锌可促进胎儿的生长发育和预防先天畸形。我国推荐锌的摄入量：妊娠早期 9.5mg/d。植物中的锌不易吸收，应多补充动物性食品特别是海产品。

（4）碘：孕妇严重缺碘可致胎儿甲状腺功能低下，引起以生长发育迟缓、认知能力降低为主要表现的克汀病。我国目前采用食盐加碘预防高危人群的碘缺乏，取得明显成效。一般非缺碘地区通过膳食摄入的碘，基本可以满足需要。孕妇由于代谢旺盛，甲状腺功能活跃，碘的需求量增加。我国规定孕妇碘的摄入量为 230μg/d。妊娠期间孕妇可多食富含碘的食品，如海带、紫菜等。

6. 维生素 维生素是调节机体生理功能的重要物质。孕妇需要摄入充足的维生素，维持正常生理代谢，促进胎儿正常发育。维生素 B_6 可减轻妊娠早期出现的恶心、呕吐、食欲不振等症状。维生素 B_2 可促进胎儿生长发育，促进铁的吸收。维生素 D 可预防胎儿佝偻病的发生。叶酸可有效降低胎儿神经管畸形的发生，孕妇应补充叶酸 600μg/d。

考点：各种营养素的缺乏对孕妇及胎儿的影响

（三）孕妇合理膳食

孕妇的膳食应当建立在合理营养的基础上。所谓合理营养即所供给的能量和营养素必须满足孕妇的生理需要，而且各种营养素之间要保持平衡。孕期的膳食应多样化，清淡而不吃刺激性食物，并根据体重的实际情况作合理的安排。

1. 妊娠早期膳食 妊娠早期，由于胎儿生长缓慢，孕妇体重增加不多，对营养素的需求与妊娠前基本相同。但妊娠早期容易出现早孕反应，影响营养素的摄入。膳食应该特别注意全面营养，选择能增加食欲、容易消化的食物。对孕吐反应强烈的孕妇，尽可能采用少食多餐的方法，可以减轻呕吐，增加进食量。

2. 妊娠中期膳食 妊娠中期，胎儿生长发育迅速，孕妇妊娠反应较少或消失，食欲明显好转，孕妇体重迅速增加。因此妊娠中期孕妇对能量和各种营养素的需求比妊娠早期有明显的增加。注意食物的多样化，主食中应该搭配一些杂粮；多摄入肉、鱼、蛋等动物性食物以获得优质蛋白质；经常吃一些富含铁的食物如动物肝脏等；同时每日都应该摄入牛奶、虾皮、豆制品和绿叶蔬菜从而得到更多的钙。

3. 妊娠后期膳食 妊娠后期，胎儿生长迅速，胎儿体内储存的营养素增多，孕妇的膳食要做出相应的调整，适当增加食物的摄入量，尤其是增加含蛋白质、铁、钙丰富的动物性食物和蔬菜水果等。妊娠后期，由于胎儿增长，子宫增大，压迫胃部，孕妇吃较少食物后即有饱腹感，无法满足机体营养素的需求，膳食应选择体积小、营养价值高的食物，以少食多餐为原则。

二、乳母营养

哺乳期由于要分泌乳汁，喂养婴儿，母乳的合成需要能量，在母乳中分泌出的营养素要在母体中汲取，故乳母的膳食营养不仅需要适应母体本身的需要，同时也要适应母乳泌出的需要。乳母营养不足是造成母乳不足的主要原因之一。因此，根据乳母的营养需要，合理安排膳食，保证充分的合理营养供给十分重要。

（一）乳母营养需要

1. 能量 除乳母本身的热量消耗外，还有分泌乳汁的热量消耗，对能量的需要量增加。

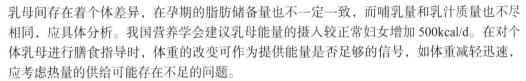

乳母间存在着个体差异，在孕期的脂肪储备量也不一定一致，而哺乳量和乳汁质量也不尽相同，应具体分析。我国营养学会建议乳母能量的摄入较正常妇女增加 500kcal/d。在对个体乳母进行膳食指导时，体重的改变可作为提供能量是否足够的信号，如体重减轻迅速，应考虑热量的供给可能存在不足的问题。

2. 蛋白质　乳母在孕期体内储存蛋白质很少，在哺乳期间，蛋白质的需要增加，而且对乳汁分泌的影响很大，人乳中蛋白质含量约 1.2g/100ml，适宜的蛋白质摄入有利于乳汁的正常分泌，而严重缺乏蛋白质时，可影响母乳的蛋白质含量。我国营养学会建议乳母需额外补充蛋白质 20g/d，以保证乳汁的质量。

3. 脂类　母乳中脂肪含量与乳母膳食脂肪的摄入量有关。脂类与婴儿的脑发育有密切关系，尤其是其中的不饱和脂肪酸，对婴儿中枢神经系统的发育特别重要。目前我国乳母脂肪推荐摄入量以占总能量的 20% ～ 30% 为宜。

4. 糖类　乳母摄入糖类的量以占总能量的 55% ～ 65% 为宜。

5. 矿物质　乳母需要充足的钙质来满足其本身及乳汁中钙含量。如乳母食物中钙不足或不能有效吸收，易导致骨质软化症。我国建议乳母的钙供应量为 1200mg/d，乳母应多食含钙高的食物，并利用日光浴的作用，有利于钙的吸收与利用。母乳中铁的含量较少，我国推荐铁的摄入量为 24mg/d。

6. 维生素　哺乳期对各种维生素的需要都增加，多数水溶性的维生素可通过乳腺进入乳汁，并自动调节其含量。维生素 B_1 能改善乳母的食欲，促进乳汁分泌，预防婴儿维生素 B_1 缺乏病。脂溶性维生素中维生素 A 能少量通过乳腺进入乳汁，乳母膳食维生素 A 的摄入量可以影响乳汁中维生素 A 的含量。维生素 D 不能通过乳腺，故乳汁中维生素 D 的含量很低，不能满足婴儿需要，建议乳母和婴儿多进行户外活动，必要时可补充维生素 D 制剂。

7. 水　在乳母膳食中，需增加水和流质食物的摄入，饮水不足可导致乳汁分泌量减少，因此，乳母每日应多喝水和吃流质食物，如鱼汤、骨头汤、蔬菜汤、水果汤等。

（二）乳母合理膳食

1. 食物种类齐全多样化　乳母在选择食物时，要做到品种多样、数量充足。每日以 4 ～ 5 餐为宜。做到荤素搭配、粗细粮搭配，这样能使营养素摄入更全面，提高机体对蛋白质的吸收率。

2. 供给充足的优质蛋白质　动物性食物如蛋、鱼、肉类、禽类等能提供优质蛋白质，乳母宜多食用。此外，也可选择豆制品（如豆腐、腐竹、豆浆等）食用。

3. 多吃含钙丰富的食品　乳母通过乳汁向孩子提供多种营养素，其中包括矿物质钙，因此乳母对钙的需要量增加，应特别需要多吃一些含钙丰富的食物，如小鱼、小虾，乳制品，豆制品等。必要时可适当补充钙制剂。

4. 多食含铁丰富的食品　母乳中铁的含量极少，但乳母经历了孕期和分娩这两个铁需要量明显增多的阶段，很多乳母易在哺乳期患缺铁性贫血，因此要多吃一些含铁丰富的食品，如动物肝脏、动物血、豆制品及某些蔬菜等，以预防缺铁性贫血的发生。

5. 多吃新鲜蔬菜和水果　蔬菜和水果可改善食欲、防止便秘、促进乳汁分泌，因此乳母每日应吃 500g 以上的蔬菜和水果。

6. 注意烹调方法　乳汁里水分含量多，乳母应注意每日水量的保障。除了多喝水以外，还应多喝汤类，如鸡汤、鱼汤、猪蹄汤等。对于动物性食品，烹调方法以煮或煨为最佳。烹调蔬菜时，注意尽量减少维生素 C 等水溶性维生素的损失。乳母一日食谱举例见表 3-1。

表 3-1　乳母一日食谱举例

餐次	饭菜名称	食品原料及数量	
早餐	肉丝面	瘦猪肉	25g
		面条	75g
		黄瓜	100g
	牛奶	鲜牛奶	250ml
加餐	蒸鸡蛋	鸡蛋	50g
	面包	面包	75g
午餐	绿豆米饭	绿豆	10g
		粳米	100g
	番茄炖豆腐	番茄	100g
		内酯豆腐	50g
	猪肝炒菠菜	木耳	5g
		猪肝	50g
		菠菜	150g
加餐	香蕉	香蕉	100 g
晚餐	小米粥	小米	50g
	馒头	面粉	100g
	红烧鸡翅	鸡翅	100g
	炒山药	山药	100g
	蚝油生菜	生菜	150g
加餐	酸奶	酸奶	150ml

第 2 节　婴幼儿营养

 案例 3-2

　　某男，7 月龄。身长 68cm，体重 8.2kg。近期其母亲感觉孩子生长速度不如以前。婴儿为足月顺产，母乳喂养，间断添加过乳饮料和果冻等食物。

问题： 1. 婴儿的喂养方式有哪些？

　　　　2. 该婴儿在喂养过程中存在什么问题？

　　婴幼儿期是人体生长发育中非常重要的阶段，能否做到合理营养不仅影响生长发育，还会影响今后一生的健康。出生 1 ～ 12 个月为婴儿期，1 ～ 3 岁为幼儿期。婴幼儿期生长发育迅速，代谢旺盛，对营养素的需要高。婴幼儿消化和免疫系统发育不成熟，易发生消化不良营养代谢紊乱，抗病能力弱，易患传染病。如何科学喂养，确保婴幼儿的生长发育就显得极为重要。

一、婴儿营养

（一）婴儿生理特点

　　婴儿期是小儿生长发育最旺盛的时期。身高在一年中增加 1.5 倍，体重约为出生时的 3 倍。大脑处于迅速发育期，1 岁时已接近成人脑重的 2/3。在这一阶段中，婴儿迅速的生长发育需要大量的营养物质，如果各种营养素摄入不够充足，会影响到婴儿的大脑发育。但婴儿的消化器官尚未发育成熟，胃的容量很小，消化功能较弱，对母乳以外的食物不易耐受，在婴儿期提倡母乳喂养十分重要。

（二）婴儿营养需要

1. 热量　婴儿的热量需要相对高于成人。婴儿的能量消耗包括基础代谢、活动、食物的特殊动力作用、生长发育。其总能的需要主要依据年龄、体重和发育速度予以估计。中国营养学会建议婴儿期能量的摄入量为 95kcal/(kg·d)，非母乳喂养应增加 20%。

2. 蛋白质　婴儿生长迅速，蛋白质的摄入量按每单位体重计算要大于成人，而且需要更多优质蛋白。母乳可为新生婴儿提供高生物价值的蛋白质，婴儿对母乳的吸收率和利用率高。所以，母乳喂养时，蛋白质的摄入量为 2g/(kg·d)，而以牛奶为蛋白质来源时则需摄入 3.5g/(kg·d)，混合喂养时，要求则更高，为 4g/(kg·d)。婴儿所需必需氨基酸的比例也高于成人，除八种必需氨基酸外，还需由食物提供组氨酸、半胱氨酸、酪氨酸及牛磺酸，母乳中氨基酸的比例最适合婴儿的生长需要（表 3-2）。

表 3-2　婴儿氨基酸的需要量及与人奶含量比较

氨基酸	建议需要量	母乳含量
组氨酸	26	18 ～ 36
异亮氨酸	46	41 ～ 53
亮氨酸	93	83 ～ 107
赖氨酸	66	56 ～ 76
蛋氨酸 + 胱氨酸	42	29 ～ 60
苯丙氨酸 + 酪氨酸	72	68 ～ 118
苏氨酸	43	40 ～ 45
色氨酸	17	16 ～ 17
缬氨酸	55	44 ～ 77
总必需氨基酸	460	408 ～ 588

3. 脂肪　脂肪是婴儿能量和必需脂肪酸的重要来源，必需脂肪酸是婴儿生长发育和神经系统发育所必需的。同时脂肪还能促进脂溶性维生素的吸收。中国营养学会建议婴儿脂肪摄入量占总能量的比例为 6 个月以内 40% ～ 50%，6 个月以上 35% ～ 40%。此外，也要避免过量脂肪的摄入。

4. 糖类　婴儿需要糖类，母乳喂养时，其热量供给 50% 来自糖类，婴儿膳食中如果缺少糖类，则会出现酮症，幼儿亦如此。婴儿出生后因缺少唾液淀粉酶，所以应在 4 个月后才能添加淀粉类食物。

5. 矿物质　矿物质对婴儿的生长很重要，我国婴儿容易缺乏的矿物质是钙、铁、锌。

（1）钙：婴儿在生长发育过程中需要储备大量的钙，钙是骨骼和牙齿的重要成分，婴儿期由于缺乏钙引起的损害是成年后不可弥补的。婴儿所需的钙主要来源于母乳，母乳中钙的含量虽然低于牛奶，但母乳中钙磷比例适宜，有助于钙的吸收，母乳喂养的婴儿一般无明显缺钙。中国营养学会建议婴儿钙的摄入量 6 个月以下为 400mg/d，6 个月以上为 600mg/d。

（2）铁：乳汁中的铁含量低，但利用率高，母乳喂养的婴儿发生缺铁性贫血的概率少于人工喂养的婴儿。婴儿出生后体内铁的储备可满足 4～6 月龄时所需，待 4～6 月龄后，体内储备铁已用尽，同时生长迅速，血容量增加，铁需求量增加，无论母乳喂养还是人工喂养均需添加含铁食物，如肝泥、米粉和蛋黄等。中国营养学会建议铁的摄入量为 10mg/d。

（3）锌：锌与生长发育关系密切。足月新生儿体内有较好的储备，母乳中锌含量相对不足，母乳喂养的婴儿在前几个月内可以利用体内储存的锌而不易缺乏，但在 4～5 个月以后需要从膳食中补充。建议婴儿锌的摄入量 6 个月前为 1.5 mg/d，6 个月后为 8mg/d。

6. 维生素　母乳中的维生素尤其是水溶性维生素含量受乳母膳食和营养状态的影响，乳母膳食均衡，其乳汁中的维生素一般能满足婴儿的需要。用非婴儿配方奶粉喂养婴儿时，应注意补充各种维生素。

（1）维生素 A：婴儿维生素 A 摄入不足可影响体重增长，甚至出现眼干燥症等维生素 A 缺乏症。母乳中含有丰富的维生素 A，母乳喂养的婴儿一般不需要额外补充。建议婴儿维生素 A 的摄入量为 400μg/d。用浓缩鱼肝油补充维生素 A 时应适量，过量会引起中毒，出现呕吐、昏睡、头痛、皮疹等症状。

（2）维生素 D：维生素 D 缺乏可引起佝偻病。母乳及牛乳中维生素 D 含量均较低，从出生 2 周后就应添加维生素 D，建议婴儿维生素 D 的摄入量为 10μg/d，同时适当进行户外运动，可以预防佝偻病的发生。

考点：各种营养素对婴儿生长发育的影响

（3）其他维生素：母乳喂养的婴儿可从乳汁中获得足量的维生素 C，牛奶中维生素 C 的含量仅为母乳的 1/4，而煮沸后又可损失一部分，所以人工喂养的婴儿要适量补充维生素 C，如果汁、菜汁、维生素 C 制剂等。建议婴儿维生素 C 的摄入量 6 个月以内为 40 mg/d，6 个月以上为 50 mg/d。人工喂养的婴儿尤其是早产儿或低体重儿应注意补充维生素 E。

（三）婴儿喂养

婴儿在不同生长时期营养要求不同，因此要选择合适的喂养的方式，来满足婴儿生长发育的营养需求。婴儿的喂养方式有三种：母乳喂养、人工喂养和混合喂养。

1. 母乳喂养　母乳是婴儿最理想的天然食品。母乳喂养是最科学、最有效的喂养方式。世界卫生组织提出，大力支持母乳喂养，母乳喂养不仅仅是母子之间的相互行为，也是整个社会的行为，需要全社会的支持（图 3-2）。

（1）母乳中的营养成分能满足 4～6 个月婴儿所需的全部营养素，各种营养成分最适宜婴儿的消化和吸收。

1）母乳中的蛋白质以易于消化的乳清蛋白为主，在婴儿的胃中能形成柔软絮状的凝块，婴儿容易消化吸收。母乳还为婴儿提供促进大脑发育所必需的牛磺酸。

2）母乳中含有大量的脂肪，多为不饱和脂肪酸，易于婴儿的消化与吸收。

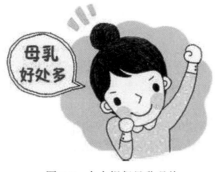

图 3-2　大力提倡母乳喂养

3）母乳中的乳糖含量高。乳糖不仅为婴儿提供一定的能量，还能在肠道中被乳酸菌利用产生乳酸，抑制肠道致病菌的生长，同时可促进钙的吸收。

4）母乳中的钙磷比例适当，更有利于钙的吸收。

5）母乳中维生素的含量受乳母营养状况的影响，营养良好的乳母其乳汁中的维生素能满足 6 个月以内婴儿的需求，但维生素 D 除外。

（2）母乳喂养可降低婴儿的发病率和死亡率。母乳中含有丰富的抗感染物质，尤其是初乳，能增强婴儿对疾病的抵抗力。研究证实，在婴儿出生后的前 6 个月，给予全母乳喂养可明显减低婴儿的临床发病和死亡。

（3）母乳喂养可以增进母子之间的感情交流，有助于婴儿的智力发育。婴儿的吸吮可反射性引起催乳素的分泌，有利于子宫的收缩和恢复。分泌乳汁可消耗妊娠期储备的脂肪，有利于产妇体型的恢复。

（4）母乳喂养经济、方便、卫生，又不易引起过敏。任何时候都能为婴儿提供安全无菌、温度适宜的乳汁。母乳喂养的婴儿极少发生过敏，也不存在过度喂养的问题。母乳喂养的儿童很少发生肥胖者，糖尿病的发生率也较低。 **考点：** 母乳喂养的优点

2. 人工喂养　乳母因病或其他原因不能授乳时，可采用牛乳、羊乳或其他代乳品喂养婴儿，这种方法称为人工喂养。选择配方奶粉时要根据婴儿的月龄选用不同的产品，并逐渐添加辅食，完成从乳类到其他食物的过度。

3. 混合喂养　因各种原因母乳不足或不能按时喂养，在坚持用母乳喂养的同时，用婴儿代乳品以补充母乳的不足，这种方法称为混合喂养。母乳不足，也要坚持按时给婴儿喂奶，让婴儿吸空乳汁，这样有利于刺激乳汁的分泌。

4. 婴儿辅助食品　母乳喂养的婴儿出生 4 ～ 6 个月后，单纯以母乳喂养已不能完全满足婴儿的需要。如果能量和营养素摄入不足，孩子的生长发育往往出现不稳定，甚至减慢的现象。4 ～ 6 个月后，随着婴儿的体重增加，各种营养素的需要也增加，首先是蛋白质及热量的要求增加。此外，在出生 4 个月后婴儿体内铁的储备已大部分被利用，故铁的补充也是必要的。其他矿物质如钙也需要增加，各种维生素的适当补充也是如此。因此，在继续用母乳喂哺同时，需要逐步添加辅助食物。婴儿辅助食品应是多样的，且需要细致地加工和烹调，应该先从添加流质开始，逐步过渡到半固体、固体食物。最常用的基本食物之一是加工过的谷物，如米汤、面糊等，以后逐步添加菜汤和果汁（图 3-3）。

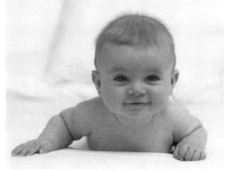

考点： 婴儿添加辅助食品的时间

图 3-3　4 个月婴儿应开始添加辅助食品

婴儿添加辅助食品的顺序见表 3-3。

表 3-3　婴儿辅助食品添加顺序

月龄	添加的辅食品种	供给的营养素
2 ～ 3	鱼肝油	维生素 A、维生素 D
4 ～ 6	米粉、粥等淀粉类	能量（训练吞咽功能）
	蛋黄、鱼泥、动物血、肝泥、奶类、嫩豆腐	蛋白质、铁、锌、钙等矿物质、B 族维生素
	菜汁、果汁、菜泥、果泥	维生素 C、矿物质、纤维素
	鱼肝油（户外运动）	维生素 A、维生素 D
7 ～ 9	稀粥、烂饭、饼干、馒头等	能量（训练咀嚼功能）
	鱼、全蛋、肝泥、碎肉末、大豆制品、全脂牛奶	蛋白质、铁、锌、钙等矿物质、B 族维生素
	蔬菜泥、水果泥	维生素 C、矿物质、纤维素
	鱼肝油（户外运动）	维生素 A、维生素 D
10 ～ 12	稠粥、烂饭、饼干、面条、馒头	能量
	鱼肝油（户外运动）	维生素 A、维生素 D

二、幼儿营养

幼儿期是从 1 岁到 3 岁，由婴儿食品逐步过渡到普通食物的时期，这一时期幼儿各器官系统发育尚不完全，对食物的消化、吸收能力有限，同时又是饮食习惯形成的重要时期，所以需要对他们的食物营养给予特别照顾。

1. 幼儿营养需要　幼儿的能量消耗包括基础代谢、生长发育、体力活动以及食物的特殊动力作用，平均每日为 1200 kcal，约为母亲的一半。蛋白质、矿物质和维生素的需要量也达成人的一半以上。如喂养不当，往往会出现营养不良、生长发育迟缓、贫血、佝偻病等营养缺乏性疾病。

2. 幼儿食物选择　进入幼儿期后，膳食应从婴儿期的以乳类为主过渡到以谷类为主，辅以蛋、奶、肉类、鱼类、豆制品、蔬菜和水果以平衡膳食，为幼儿的生长发育提供能量和各种营养素。

3. 幼儿膳食要求

（1）营养齐全，搭配合理：幼儿膳食要多样化，不同食物轮流使用，发挥各类食物营养成分的互补作用，达到均衡营养的目的。

（2）合理加工和烹调：幼儿膳食应单独制作，质地要细、软、碎、烂，避免刺激性强和油腻的食物。烹调时要尽量减少营养素的损失，并经常更换烹调方法，促进幼儿食欲。

（3）合理安排就餐：幼儿的胃容量相对较小，加上幼儿活泼好动，容易饥饿，因此幼儿每天进餐的次数要相应增加。一般可安排早、中、晚三餐，上午和下午有两次加餐，可食用一些点心和水果。

（4）注意饮食卫生：幼儿抵抗力差，容易感染，因此要特别注意饮食卫生。餐前要洗手，不吃不洁食物，养成良好的卫生习惯。

第 3 节　儿童与青少年营养

　案例 3-3

某女，4 岁。形体瘦弱，抵抗力低下，食欲不振，甚至经常捡食路边泥土，经询问无家族遗传史。

问题： 1. 请分析该女童可能由于何种营养素缺乏出现以上症状。

　　　　2. 该种营养素缺乏还可能引起哪些症状？

儿童与青少年时期，是生长发育的另一个重要时期，充足的营养对儿童与青少年的生长发育、体格与智力的发展及学习、运动的成绩非常重要，是儿童与青少年健康成长的重要保证。

一、儿童营养

（一）儿童生理特点

4 ～ 6 岁是学龄前儿童，7 ～ 12 岁是学龄儿童。这一时期儿童的生理特点主要有以下几点：

（1）儿童虽然生长发育的速度不如婴幼儿，但仍处于旺盛期，体重每年增加约 2kg，身高每年增加 5 ~ 7cm，所以对营养素的要求相对地仍然比成人高。

（2）消化功能比幼儿健全，但尚未发育成熟。学龄儿童正处于换牙时期，咀嚼功能较差，因此不能过早进食成人饮食，其膳食要特别烹制。

（3）这一阶段的儿童活泼好动，骨骼发育快。因此，对热量的需要相对大。由于储备有限，容易饥饿，易出现饮食无规律、偏食、吃零食等现象，影响营养素的摄入和吸收。所以培养良好的饮食习惯和卫生习惯就显得尤为重要。

（二）儿童营养需要

1. 热量　儿童的活动能力和活动量都比较大，对能量的消耗也增大。由于个体差异性，好动的儿童消耗的能量比安静的儿童消耗的能量要高数倍。推荐儿童能量的摄入量学龄前儿童为 1400 ~ 1700kcal/d，学龄儿童为 1700 ~ 2300 kcal/d。

2. 蛋白质　儿童的生长发育需要大量的蛋白质，蛋白质摄入不足不仅影响儿童的体格和智力发育，免疫力也会下降，导致患病率增加。推荐儿童蛋白质的摄入量学龄前儿童为 50 ~ 55g/d，学龄儿童为 60 ~ 75g/d，其中来源于动物性食物的优质蛋白质应占 50%。经常食用牛奶和肉类的儿童通常比食用谷类的儿童高，抵抗疾病的能力也较强。

3. 脂肪　儿童脂肪的摄入量以占总能量的 30% 左右为宜。脂肪摄入量过多将增加肥胖及成年后心血管疾病发生的危险性，推荐儿童脂肪摄入量为 4 ~ 6g/(kg·d)。

4. 糖类　儿童膳食中糖类的适宜摄入量占总能量的 55% ~ 65% 为宜。目前我国居民膳食中糖类的主要来源是谷类和薯类，水果和蔬菜也有一定量的糖类。保证适量糖类食物摄入，可以避免脂肪的过度摄入，对预防肥胖和心血管疾病有重要意义。但应注意避免摄入过多的糖，特别是含糖饮料。

5. 矿物质　钙、磷、铁、锌、碘及其他微量元素对儿童的生长发育都很重要。儿童骨骼的发育需要充足的钙，故钙的适宜摄入量 800mg/d，高于成人的供应量。铁缺乏除引起贫血外，还会影响智力发育。儿童铁的参考摄入量为 10mg/d。儿童缺锌表现为食欲差，严重可引起生长迟缓、性发育不良及免疫功能受损，推荐儿童锌的摄入量为 10 ~ 15mg/d。提倡从儿童阶段开始，应该限制食盐的摄入量，避免吃太咸的食物。

6. 维生素　维生素 A 可促进儿童生长，对维持正常的视功能有一定作用。推荐儿童维生素 A 的摄入量为 600 ~ 700μg/d。多食用富含维生素 A 的食物，如蛋黄、牛奶和蔬菜等。为了预防佝偻病和骨质疏松症，儿童应摄入足够的维生素 D，建议儿童维生素 D 的摄入量为 10μg/d，同时经常进行户外运动，可促进维生素 D 的吸收（图 3-4）。精加工谷类的普及，使儿童维生素 B$_1$ 缺乏称为目前的营养问题。推荐儿童维生素 B$_1$ 的

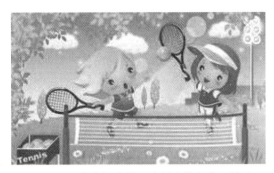

图 3-4　经常参加户外运动预防维生素 D 缺乏

摄入量为 0.7 ~ 1.2mg/d。维生素 C 能促进儿童生长发育，增强儿童的抵抗能力，建议儿童维生素 C 的摄入量为 60 ~ 90mg/d。

（三）儿童合理膳食

1. 学龄前儿童　据调查，目前学龄前儿童膳食结构普遍存在过分求质求精，出现一些不合理现象，如脂肪多、糖类少、动物蛋白多、植物蛋白少、水果多、蔬菜少等，因此不能达到平衡膳食，钙、维生素 A、维生素 B 摄入偏低。所以，一方面要保证学龄前儿童有

充分的户外活动时间，以促进食欲，摄入必要的营养素，同时在膳食组成及烹调加工方法上要注意调整和改进。

（1）蔬菜含有丰富的矿物质、维生素和膳食纤维，每日应保证200～250g蔬菜，其中1/2为绿色蔬菜。

（2）选用乳、蛋、肉、豆类等优质蛋白质，总量为300～500g。少食含糖量高的食物，避免吃油炸、油腻、刺激性强的食物。

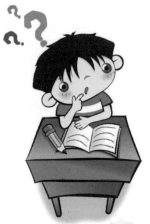

（3）食物要多样化，培养不挑食、不偏食、不暴饮暴食的良好饮食习惯。饮食要定时，三餐外加两次点心或水果、牛奶等。

2. 学龄儿童　学龄儿童进入学习阶段，有课业负担及纪律约束，精神容易紧张导致食欲下降，影响能量和营养素的充足摄入。学龄儿童最突出的问题是早餐摄入不足，导致因饥饿出现注意力不集中，学习效率降低和影响生长发育（图3-5）。在膳食安排上应注意以下几点。

（1）合理平衡膳食：学龄儿童应合理使用各类食物，按平衡膳食的要求。在能量充分供给的前提下，保证优质蛋白质及其他营养素的供给。做到荤素搭配、粗细搭配，防止过量食入零食、甜食等，培养良好饮食习惯。

（2）做好一日三餐膳食安排：保证一日三餐吃好吃饱，尤其注意早餐要吃好。早餐摄取的能量占一日总能量的30%，午餐占35%～40%，晚餐占30%～35%。上午课间如能适当补充点心或牛奶，对学生上午的学习效率会有很大的帮助。

图3-5　不吃早餐影响学习和健康

二、青少年营养

青少年是指处于13～18岁年龄阶段的孩子，也就是中学生，该时期也称为青春期，是人生长发育的第二高峰，也是形成强健体魄和健康心理的重要时期。身体和生理机能都发生了急速的变化。加强青少年的营养，培养良好的饮食习惯与生活方式显得十分重要。

（一）青少年生理特点

1. 身高体重剧增　青少年时期生长发育迅速，表现为身高和体重急剧增长。身高平均每年增加6～10cm。体重主要反映在肌肉、骨骼以及内脏器官的增长等，女孩在12～13岁，平均每年增加4.5kg左右；男孩在14岁左右，要增长5.5kg。当然也存在一些差异，主要由先天遗传、环境条件多因素造成。

2. 第二性征发育　第二性征的发育是青少年生长发育的另一个重要特征。第二性征的出现，标志着身体各系统逐渐发育成熟。男女生青春发育期开始的年龄是不同的，女生的青春期从12岁开始一直持续到18岁左右结束，男生一般从14岁开始发育，到20岁左右结束。在这一时期，男生的肌肉和骨骼发育相对于女生比较明显，而女生脂肪组织的积累则多于男生。

（二）青少年营养需要

1. 热量　青少年生长发育需要的能量占总能量消耗的25%～30%，基本与生长速度相适应。由于生长速度快，活动量大，学习负担重，因此，能量的供给量超过了从事轻劳动的成年人。推荐青少年能量摄入量为2400kcal/d。

2. 蛋白质　青少年肌肉组织发育迅速，需要摄入充足的蛋白质。推荐青少年蛋白质的摄入量为 80 ～ 90g/d，其中优质蛋白占 50% 左右。蛋白质摄入不足容易导致生长发育迟缓，降低对疾病的抵抗能力。

3. 矿物质　青少年骨骼生长达到高峰，需要供给大量的钙，建议钙的摄入量为 1200mg/d。女性由于第二性征的发育，月经期失血，铁的丢失增加，需要量较大，推荐青少年铁的摄入量为 20mg/d。青春期甲状腺功能加强，容易出现甲状腺肿大，需要注意补充碘，推荐摄入量为 150μg/d。缺锌可导致第二性征发育不全，性功能低下，推荐锌的摄入量为 15mg/d。

4. 维生素　青少年代谢旺盛，对维生素的需要量也会增加。B 族维生素能满足机体能量和合成代谢的需要；维生素 D 对骨骼的快速增长影响较大；维生素 C 可促进铁的吸收；缺乏叶酸可引起巨细胞型贫血。青少年期需要补充各种维生素以适应机体快速的生长发育。

（三）青少年合理膳食

1. 多吃谷类，供给充足的能量　谷类是我国膳食中能量和蛋白质的主要来源，青少年对能量的需求量大，应多吃谷类，每日需 400 ～ 500g，可适当添加一些粗粮、杂粮。

2. 食物的多样化　青少年每天摄入的蛋白质一半以上应为优质蛋白质，膳食中应含有充足的动物性食物和豆类食物。食物的多样化可提供人体需要的各种营养素，每天应摄入鱼、肉、蛋、奶、豆类和蔬菜等食物。

3. 参加体力活动，避免盲目减肥　近年来，我国城市学生肥胖的发生率逐年增长，主要原因是摄入的能量超过消耗的能量，多余能量在体内转变为脂肪导致肥胖。青少年尤其是女孩子往往为了减肥盲目节食，导致体内新陈代谢紊乱，机体抵抗力下降，严重者可出现低血糖，甚至由于厌食导致死亡。正确的减肥方法是合理控制饮食，少吃高能量的食物，增加体力劳动和体育运动，使能量的摄入与消耗达到平衡，以保持适宜的体重。

第 4 节　老年人营养

案例 3-4

某女，60 岁。近 5 年来常感腰背疼痛，腿脚乏力，到医院就诊。经检查，诊断为骨质疏松症。

问题：1. 骨质疏松症是缺乏哪种营养素？

　　　2. 应如何制定合理膳食？

我国 60 岁以上人口已占总人口的 10% 以上，中国已步入老龄社会。合理营养是老年保健的重要组成部分，有助于延缓衰老，防治各种老年常见病，达到健康长寿和提高生命质量的目的。

一、老年人生理特点

1. 各器官功能减退　老年人消化系统功能减退，由于消化液、消化酶以及胃酸的分泌量减少，影响食物的消化和吸收；胃肠蠕动减慢，容易引起便秘、胃肠胀气；老年人牙齿松动脱落，影响食物的咀嚼和消化。同时心、脑、肝、肾等各器官的功能随着年龄的增加都有不同程度的下降。

2. 体内成分发生改变

（1）老年人细胞量下降，出现肌肉萎缩，脂肪的分布呈向心性改变。

（2）身体水分减少，体温调节功能下降。

（3）老年人对钙的吸收减少，骨密度下降，容易出现骨质疏松症和骨折。

3. 代谢功能降低　老年人基础代谢减慢，降低 15% ～ 20%。合成代谢下降，蛋白质的合成速度减慢，易发生水肿和营养性贫血。胰岛素分泌减少，导致葡萄糖耐量下降，容易患糖尿病。

4. 抗氧化能力下降　老年人体内抗氧化物质减少，抗氧化功能减弱，导致氧化损伤加重。同时酶活性降低，加速了衰老的过程。

5. 免疫功能下降　老年人由于胸腺萎缩，细胞免疫功能下降，对感染性疾病的抵抗能力降低。

二、老年人营养需要

1. 能量　老年人随着年龄的增长，基础代谢率和活动量减少，对能量的消耗也随之降低。应根据老年人的年龄、性别、活动量、体重等合理调节饮食，减少能量的摄入。60 岁以后每增加 10 岁能量的供给量应当递减 5% ～ 10%。

2. 蛋白质　老年人对蛋白质的合成能力较差，吸收与利用能力降低，对蛋白质的需求不仅在量的方面不能减少，在质的方面应该增加。应选择生物利用率高的优质蛋白质，如奶、蛋、瘦肉、鱼等动物性食品和豆类食品。但蛋白质摄入过多会加重老年人的肝、肾负担。推荐老年人蛋白质的摄入量为：男，65g/d；女，55g/d。

3. 脂肪　老年人对脂肪的消化功能下降，所以脂肪的摄入量不宜过多。每日脂肪的供给量以占总能量的 20% ～ 30% 为宜。脂肪摄入过多，易引起胆固醇升高，导致高脂血症、动脉粥样硬化、冠心病等疾病，应控制饱和脂肪酸含量多的动物脂肪的摄入。

4. 糖类　老年人糖类摄入量以占总能量 55% ～ 65% 为宜，糖类摄入过多在体内可转变为脂肪，引起高脂血症和高甘油三酯；应多选择粗粮、杂粮，不宜多食含蔗糖高的食物，因老年人糖耐量低，血糖调节减弱，易发生血糖增高。而果糖容易被老年人吸收利用。多吃水果、蔬菜等富含膳食纤维的食物，增强肠道蠕动，防止便秘的发生。

5. 矿物质

（1）钙：老年人由于胃肠功能降低，合成维生素 D 的能力减弱，加上户外运动减少和缺乏日照，对钙的吸收利用能力下降。老年人易发生骨质疏松，严重者可发生骨折。尤其是绝经期后的妇女和大于 60 岁以上的男性，要多补充含钙量丰富的豆制品、乳制品、虾皮等，并经常晒太阳或补充维生素 D 促进钙的吸收。推荐老年人钙的摄入量为 1000mg/d。

（2）铁：老年人由于铁的摄入量和吸收率减少，容易发生贫血。要多食用富含铁的食物如动物肝脏、蛋类、黑木耳等。补铁同时要补充维生素 C、维生素 B_2 和叶酸等，能增加铁的吸收利用率。

6. 维生素　老年人由于体内代谢和免疫功能降低，需要补充充足的维生素以促进代谢、延缓衰老、增强机体抵抗力。老年人容易出现维生素 A 缺乏，应多食富含维生素 A 的食物，如肝脏、胡萝卜、绿色蔬菜和水果等，但摄入过量会导致中毒，出现厌食、头发脱落、皮肤瘙痒等症状。维生素 C 可防止血管硬化，降低胆固醇，增强免疫力，还可促进铁的吸收。维生素 D 可防止骨质疏松和骨折。维生素 E 有延缓衰老的作用，同时能增加机体的免疫功能。

考点：各种营养素对老年人的影响

三、老年人合理膳食

1. 食物要多样化，达到平衡膳食　老年人的膳食应该多样化，才能满足老年人的营养需要，达到全面营养的目的。

2. 食物要粗细搭配，易于消化　老年人肠胃功能减弱，应选择易消化的食物，以利于吸收利用。要粗细搭配，多吃粗粮、杂粮，如燕麦、玉米等。

3. 每天饮用牛奶和食用奶制品　牛奶及其制品是钙的最好的食物来源，养成每天喝牛奶的好习惯可预防骨质疏松症和骨折。

4. 多吃蔬菜和水果　蔬菜和水果是维生素的重要来源，其中的膳食纤维能增加肠道蠕动，防止发生便秘，还有利于心脑血管疾病、糖尿病等疾病的预防。

5. 适量食用动物性食品　禽类和鱼类脂肪含量较低，且易于消化，适合老年人食用。尤其是海鱼对预防高脂血症和动脉粥样硬化有一定的作用。

6. 饮食清淡、少盐　选择用油较少的烹调方式，如煮、蒸、炖等，避免摄入过多的脂肪导致肥胖。饮食要少盐，避免过多的钠摄入引起高血压。

7. 积极参加适度的体力活动　老年人积极参加适度的体力活动，可以保持食物能量摄入与消耗达到平衡，维持适宜体重。

小结

　　本章介绍了不同生理时期的人群的营养需要和膳食要求。孕妇和乳母要满足自身和胎儿、婴儿所需的营养需要，因此对营养素的需求增加，多吃富含优质蛋白质、矿物质和维生素的食物，乳母还要增加水的摄入量，可促进乳汁的分泌。婴幼儿时期是生长发育的第一高峰，能量和营养素的需求尤为重要。母乳是婴儿最理想的食物，4 个月以后的婴儿要逐渐添加辅助食品，以满足生长发育的需求。幼儿膳食要注意合理搭配，食物加工方法要易于幼儿的消化和吸收。儿童与青少年的饮食要提供充足的能量和营养素，以满足他们生长发育和学习的需要。老年人的膳食要多样化，粗细搭配，易于消化，多吃蔬菜和水果，饮食要清淡、少盐。

自测题

一、名词解释

1. 人工喂养　2. 混合喂养

二、填空题

1. 我国营养学会建议乳母每日膳食能量摄入量在非孕妇女基础上增加_____。

2. 妊娠中期胎儿_____速度加快，同时孕妇的_____消失，食欲明显好转，因此要增加能量和各种营养素的供给。

3. 婴儿的喂养方式有_____、_____、_____等。

4. 母乳是婴儿_____天然食品，要大力提倡母乳喂养。

5. 青少年由于肌肉和骨骼快速增长，需要摄入大量的_____。

三、选择题

1. 关于孕期能量摄入量增加的说法正确的是（　　）

A. 从妊娠开始即应增加能量的摄入

B. 从计划妊娠开始即应增加能量的摄入

C. 从妊娠中期开始增加能量的摄入

D. 从妊娠晚期开始增加能量的摄入

E. 妊娠期能量摄入量的增加依据个人的食量及

口味而定

2. 孕妇出现巨幼红细胞性贫血，主要是由于缺乏
（　　）

 A. 铁   B. 叶酸

 C. 蛋白质   D. 维生素 A

 E. 维生素 B

3. 妊娠晚期孕妇蛋白质的推荐摄入量为（　　）

 A. 10g/d   B. 15g/d

 C. 20g/d   D. 30g/d

 E. 35g/d

4. 不能通过乳腺进入乳汁的营养素有（　　）

 A. 钙和铁

 B. 长链多不饱和脂肪酸和铁

 C. 必需氨基酸和钙

 D. 钙和维生素 D

 E. 维生素 D 和铁

5. 婴儿出生时体内储备的铁，一般可满足多长时
期内婴儿对铁的需求（　　）

 A. 1 个月   B. 2 个月

 C. 4 ～ 6 个月   D. 7 个月

 E. 10 个月

6. 婴儿开始添加辅食的适宜时间是（　　）

 A. 1 ～ 3 月龄   B. 4 ～ 6 月龄

 C. 5 ～ 8 月龄   D. 6 ～ 7 月龄

 E. 7 ～ 8 月龄

7. 提倡母乳喂养的原因是（　　）

 A. 人乳中蛋白质易消化

 B. 人乳中脂肪易吸收

 C. 人乳中含有丰富的免疫活性物质

 D. 人乳中钙吸收率高

 E. 以上都是

8. 某男，10 月龄，夜间经常啼哭。查体有方颅、
枕秃、肋骨串珠。最可能缺乏的营养素是（　　）

 A. 钙   B. 铁

 C. 锌   D. 碘

 E. 蛋白质

9. 儿童生长发育迟缓，食欲减退或有异食癖，最
可能缺乏的营养素是（　　）

 A. 蛋白质和能量   B. 钙

 C. 维生素 D   D. 锌

 E. 维生素 C

10. 老年人保证充足的维生素 E 供给量是为了
（　　）

 A. 增进食欲

 B. 防止受惊吓

 C. 增强机体的抗氧化能力

 D. 防止便秘

 E. 降低胆固醇

四、简答题

1. 妊娠期营养不良对胎儿的生长发育有何影响？

2. 母乳喂养的优点有哪些？

第4章　各类食物的营养价值

人体所需要的能量和营养素主要是从食物中获得。自然界中可供人类食用的食物有很多种，根据其来源可以分为植物性食物和动物性食物两大类。前者包括谷类、薯类、豆类、蔬菜、水果等；后者包括畜禽肉及鱼类、蛋类、奶类等。食物的营养价值是指食物中所含营养素和能量能满足人体营养需要的程度，包括营养素的种类、数量及其相互间的比例，以及被人体消化吸收和利用的效率等几个方面。自然界中食物各具特色，其营养价值各不相同，因此了解各种食物的营养价值，才能科学合理地选择食物，达到合理营养、促进健康的目的。

第1节　谷类食物的营养价值

案例 4-1

中国 1950 年规定稻米和小麦的加工精度为"九二米"和"八一面"。（即每 100kg 去壳的糙米和小麦分别加工成 92kg 大米和 81kg 面粉）1953 年又将"九五米"和"八五面"确定为标准米和标准面，既保留了较多的 B 族维生素、纤维素和无机盐，又能保持良好的感官性状和消化吸收率，在节约粮食和预防某些营养缺乏病方面起到了积极作用。近年来，随着经济发展和人民生活水平提高，精白米面即"八八米"和"七零面"的消耗量日益增长。

问题： 1. 谷类食物的营养价值。

2. 加工烹调对谷类食物营养价值有何影响？

谷类食物主要包括大米、小麦、玉米、小米、高粱、荞麦等。不同国家和地区居民膳食中，谷类的摄入种类和数量有所不同，中国居民膳食结构中，谷类食物占有重要地位，是我国居民的主食。

一、谷粒的结构及营养分布

谷类食物基本结构相似，都是由谷皮、糊粉层、胚乳、胚芽四部分组成。谷粒结构以及各部分营养成分分布见图 4-1。

二、谷类的营养价值

谷类因品种、产地和加工方法不同，其营养价值会有一定的差异。

1. 糖类　糖类是谷类食物的主要成分，平均含量为 70% ~ 80%。淀粉为主要存在形式，经烹调加工，发生糊化作用，容易被人体消化吸收，是人类最经济、最主要的能量来源。

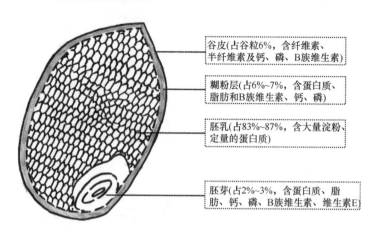

图 4-1　谷粒结构以及各部分营养成分分布

2. 蛋白质　谷类蛋白质含量一般在 7%～15%。谷类蛋白质质量普遍不高，赖氨酸是第一限制氨基酸，苏氨酸、色氨酸含量也偏低。为提高谷类蛋白质的营养价值，常采用赖氨酸强化，或通过蛋白质互补作用将谷类与赖氨酸含量丰富的食物混合食用。

3. 脂肪　谷类食物脂肪含量普遍较低，为 1%～4%，但燕麦可高达 7%，其中不饱和脂肪酸含量达 80% 以上。脂肪主要集中在糊粉层和胚芽，精细加工易丢失。

4. 无机盐　含量为 1.5%～3%，以钙、磷为主，主要存在于谷皮和糊粉层以及胚芽中，加工过程中容易损失。

5. 维生素　谷类食物中 B 族维生素含量丰富，以维生素 B_1、B_2 和烟酸居多，主要分布在谷皮、糊粉层和胚芽中。胚芽中还含有较多的维生素 E。玉米中的烟酸为结合型，不易被人体利用，因此以玉米为主食的居民，可能因烟酸缺乏而患烟酸缺乏症（癞皮病）。

6. 膳食纤维　谷皮中富含纤维素、半纤维素，精细加工易丢失。

三、谷类的合理利用

1. 谷类加工　谷类加工主要有制米、制粉两种。谷类经过加工，去除杂质和谷皮，既改善感官性状，又有利于消化吸收。由于谷类所含营养素分布极不均匀，加工精度越高，丢失的营养素越多，以 B 族维生素和无机盐最为突出。但加工过于粗糙，会降低食物的感官性状，影响食欲和无机盐的吸收率。因此，谷类加工时，既要改善感官性状，提高消化吸收率，又要最大限度地保留并利用其营养成分。而"九五米"（标准米）和"八五面"（标准粉）正是这一原则的体现。

2. 谷类烹调　烹调可以改善食物的感官性状，促进消化吸收，并杀灭其中可能存在的有害微生物，但烹调过程也会损失营养物质。如大米在淘洗过程中，水溶性维生素和无机盐难免会有丢失，若减少淘洗次数、缩短浸泡时间、降低淘洗水温则可保留更多的营养素。此外，捞煮、烹调时加碱、高温油炸等方式，易导致 B 族维生素大量损失。

📚 **链接**

薯类的营养价值

薯类属根茎类食物，包括马铃薯、芋头、木薯、山药、红薯等。薯类富含淀粉、膳食纤维、蛋白质和无机盐。历史上薯类曾是中国农村居民的主食，后来逐渐变为副食。现在主要作为风味食品或保健食品，备受人们的青睐。薯类食物中的膳食纤维含量丰富，具有通便、排毒、防癌、降血脂等重要的保健作用。

第2节　豆类及其制品的营养价值

豆类按营养成分不同，一般分为大豆和其他豆类两大类。大豆包括黄豆、黑豆和青豆等。其他豆类包括蚕豆、豌豆、绿豆、小豆、芸豆、豇豆等。前者含有较多的蛋白质、脂肪，糖类较少；后者含有较少的蛋白质和脂肪，而糖类相对较多。以大豆为原料可以制作成豆制品，如豆腐、豆芽、豆浆、豆酱等。大豆及其制品是中国居民膳食中优质蛋白质的重要来源。

一、豆类的营养成分

1. 蛋白质　大豆含有 35% ～ 40% 的蛋白质，是常见植物性食物中蛋白质含量最高的食物。大豆蛋白质的必需氨基酸组成接近人体需要，属于优质蛋白质。

2. 脂肪　大豆中脂肪含量为 15% ～ 20%，不饱和脂肪酸占 85%，以亚油酸为主，还含有较多的磷脂。

3. 糖类　大豆中糖类含量为 25% ～ 30%，其中一半是可供利用的半乳糖、阿拉伯糖、蔗糖等，淀粉含量较低。另一半是人体不能消化吸收的棉籽糖和水苏糖，在肠道细菌的作用下发酵产气可引起腹胀。

4. 无机盐　大豆富含钙、磷、铁等无机盐，以钙最为丰富，是膳食钙的较好来源。

5. 维生素　大豆含有丰富的维生素 B_1、维生素 B_2、烟酸、维生素 E 等，几乎不含维生素 C，但经发芽制成豆芽后维生素 C 含量明显增加。

6. 膳食纤维　含有纤维素、半纤维素等，占 10% ～ 15%，主要存在于大豆细胞壁。

链接

大豆的保健作用

大豆具有多种生物活性物质，有降低血糖、抗氧化、抗动脉粥样硬化和免疫调节等作用。大豆磷脂有激活脑细胞、提高记忆力和注意力的作用。大豆皂苷通过增加超氧化物歧化酶含量，清除自由基和降低过氧化脂质，具有提高人体免疫力、抗过敏、抗高血压、抗衰老的作用。大豆中的异黄酮能有效地延缓更年期和绝经期女性因卵巢分泌的激素减少而引起的骨密度降低。研究发现，大豆中至少含有异黄酮等五种以上的抗肿瘤生物活性物质，凡经常吃豆制品的地区，居民肿瘤发生率低。

二、豆类营养价值的影响因素

大豆中含有一些天然的抗营养因子，包括蛋白酶抑制剂、植物红细胞凝集素、胀气因子、植酸等，影响人体对某些营养素的吸收。

1. 蛋白酶抑制剂　能抑制人体内多种蛋白酶的活性，影响蛋白质的消化和吸收。

2. 植物红细胞凝集素　能使人和动物红细胞凝集的一种蛋白质，食用后能引起头痛、头晕、恶心、呕吐、腹泻等症状。

3. 胀气因子　大豆所含糖类中的棉籽糖和水苏糖，食用后在肠道微生物的作用下发酵产生气体，引起腹胀，故将两者称为胀气因子。

4. 植酸 可以与钙、铁等无机盐结合成不溶性的化合物，难以被人体吸收利用。

三、豆类及其制品的合理利用

加工方式和烹调方法对豆类食物营养价值发挥有明显的影响。通过彻底加热煮熟可破坏蛋白酶抑制剂和植物红细胞凝集素。此外，把大豆制作成各种豆制品，在制作过程中就可除去纤维素、胀气因子以及植酸，大大提高了大豆的消化吸收率。如干炒大豆蛋白质消化率只有 50% 左右，整粒煮食也仅为 65%，加工成豆浆可达 85%，豆腐的消化率可提高到 92% ～ 96%。

大豆赖氨酸含量多、蛋氨酸含量少，与谷类食物混合食用，可较好地发挥蛋白质的互补作用，提高其营养价值。

 链接

其他豆类的营养价值

其他豆类包括绿豆、豌豆、蚕豆等。含有较高的糖类（45% ～ 55%），中等量的蛋白质（20% ～ 30%）和少量的脂肪（低于 5%）。其他营养素与大豆相似，也是营养价值较高的食物。

第 3 节　蔬菜、水果的营养价值

蔬菜按其结构和可食部位不同，分为叶菜类、根茎类、瓜茄类、豆荚类等，水果可分为鲜果和干果。种类不同所含营养素差异较大。

一、蔬菜、水果的营养成分

1. 维生素 新鲜蔬菜、水果含有丰富的维生素 C、维生素 B_2 和叶酸、胡萝卜素等。蔬菜水果的维生素含量与品种、颜色和鲜嫩程度有关，一般叶部含量较根茎部高，嫩叶比枯老叶高，深色菜叶比浅色菜叶高。如胡萝卜素在绿色、黄色或红色蔬菜水果中含量较多，鲜枣、橘子中维生素 C 含量丰富。

2. 无机盐 蔬菜、水果中含有丰富的钙、磷、铁、钾、钠、镁、铜等无机盐，以钾、钙、镁、磷为主，是中国居民膳食中无机盐的重要来源。绿叶蔬菜一般含钙、铁比较丰富，但同时含有较高的草酸，不仅影响本身所含钙和铁的吸收，还会影响其他食物中钙和铁的吸收，故在食用时，可先将其在开水中焯一下，可以去除草酸。

3. 膳食纤维 主要是纤维素、半纤维素、木质素和果胶，是人类膳食纤维的主要食物来源，可促进肠蠕动，利于通便，减少或阻止胆固醇吸收，并在防治糖尿病和预防肠道肿瘤等方面有一定作用。

4. 糖类 主要为果糖、葡萄糖和蔗糖、淀粉等。种类不同，含糖的种类和数量有较大差异。含糖较低的果蔬有黄瓜、西红柿、草莓等；含糖较高的果蔬有香蕉、甘蔗、莲子等。

5. 其他 水果中含有多种有机酸而呈酸味，以苹果酸、枸橼酸、酒石酸为主。有机酸能促进人体消化酶的分泌，增进食欲，有利于食物消化，同时对维生素 C 的稳定性具有保护作用。许多水果还含有芳香物质和色素，使水果具有特殊的香味和颜色，赋予水果良好的感官性状。

二、蔬菜、水果的合理利用

蔬菜、水果在加工烹调过程中可造成不同程度的营养素丢失，受损失的主要是水溶性维生素和无机盐，以维生素 C 最显著。

为降低蔬菜中营养素损失，加工烹调时应做到：先洗后切、急火快炒、现做现吃、做汤时开锅下菜等。有些蔬菜中含有具有特殊生理活性的化合物，如大蒜中含有植物杀菌素和含硫化合物，具有抗菌消炎、降低血清胆固醇的作用；洋葱、西红柿中含有类黄酮，具有保护心脑血管、预防肿瘤的作用；萝卜中含有淀粉酶，具有促进消化的作用，在选择食物时应适当搭配。

水果多为生食，营养素不受烹调加热影响，但在加工果脯、果酱、饮料、罐头等过程中，维生素有不同程度的损失。此外，有些水果能防病治病，有时也可致病，食用时应注意。如梨性寒凉，可清热降火、润肺去燥，但肠胃不适、发热者不能生食，慢性肠炎、糖尿病患者忌食。

链接

坚果类的营养特点

坚果是指富含油脂的种子类食物，如花生、瓜子、核桃、腰果、松子、杏仁、开心果等，其特点是高热量高脂肪，所含脂肪中不饱和脂肪酸含量较高，同时富含维生素 E 和硒，具有抗氧化作用，对预防营养性慢性疾病有益。坚果类蛋白质含量较高，但有些坚果食品必需氨基酸含量相对较低，影响其生物学价值，如核桃蛋白质的蛋氨酸和赖氨酸含量不足。坚果中糖类含量因种类不同差异较大，无机盐含量丰富，是膳食中无机盐的极佳来源。

第 4 节 畜禽肉及鱼类的营养价值

案例 4-2

某女，14 岁，学生，喜欢吃肉，不爱吃蔬菜，平时也很少运动。现身高 155cm，体重 60kg。父母担心孩子长得太胖，前来咨询。

问题：1. 肉类能为人体提供哪些营养成分？

2. 日常生活中如何科学选择食物更有助于孩子健康成长？

动物性食物种类很多，主要有畜禽类、鱼虾类、奶类、蛋类等。动物性食物营养丰富，能提供人体需要的优质蛋白质、脂类、无机盐和维生素等多种营养成分，是人类重要的食物来源。禽畜肉类和鱼类在动物性食物中占的比重较大，营养丰富，是食用价值较高的食物，随着中国居民膳食结构的变化，该类食物的摄入量逐渐增加。

一、畜、禽肉类的营养价值

畜肉类食物是指猪、牛、羊、狗、兔等牲畜的肌肉、内脏及其制品。禽肉包括鸡、鸭、鹅、鸽、鹌鹑等的肌肉、内脏及制品。畜肉、禽肉类营养素分布与动物种类、年龄、肥瘦程度及部位有关。

1. 蛋白质 含量为 10%～20%，大部分存在于肌肉组织中，其中蛋白质所含的必需氨基酸种类齐全、数量充足、比例适当，易于消化吸收，属于优质蛋白质。由于肌肉组织中赖氨酸和色氨酸含量高于面粉，可以将肉类食物与谷类食物搭配食用，起到蛋白质互补作用。而存在于皮肤、筋腱等结缔组织中的间质蛋白质，主要是胶原蛋白和弹性蛋白，其色氨酸、蛋氨酸缺乏，蛋白质的利用率低，营养价值也低。

2. 脂肪 脂肪含量因动物品种、年龄、肥瘦程度以及部位不同有较大差异。畜肉脂肪构成以饱和脂肪酸为主，主要成分是甘油三酯，还含有少量的卵磷脂、胆固醇和游离脂肪酸。禽肉脂肪含有较多的亚油酸，易于消化吸收。畜禽类内脏含较高胆固醇。

3. 维生素 主要提供维生素 A、维生素 D 和维生素 B$_2$。内脏维生素含量高于肌肉，其中以肝脏含量最为丰富。如维生素 A 的含量以牛肝和羊肝为最高，维生素 B$_2$ 含量则以猪肝最为丰富。

4. 无机盐 含量一般为 0.8%～2%，主要为钙、铁、磷、钾、钠等。瘦肉中无机盐含量高于肥肉，内脏高于瘦肉。如畜禽肉中铁含量丰富，主要以血红蛋白铁形式存在，消化吸收率高，不受食物中其他因素的干扰，生物利用率高，是膳食铁的良好来源。

5. 糖类 糖类含量极少，主要以糖原形式存在于肌肉和肝脏中。

不同肉类食物蛋白质和脂肪含量对比见表 4-1。

表 4-1　几种肉类食物中蛋白质和脂肪含量（以每 100g 可食部计）

食物名称	蛋白质（g）	脂肪（g）
猪肉（瘦）	20.3	6.2
猪肉（里脊）	20.2	7.9
猪肉（肥瘦）	13.2	37.0
猪肉（肥）	2.4	88.6
猪肝	19.3	3.5
猪脑	10.8	9.8
牛肉（里脊）	22.2	0.9
牛肉（瘦）	20.2	2.3
牛肉（肥瘦）	19.9	4.2
牛肝	19.8	3.9
牛脑	12.5	11.0
鸡胸脯肉	19.4	5.0
鸡肝	16.6	4.8
白条鱼	16.6	3.3
鲫鱼	17.1	2.7
基围虾	18.2	1.4

数据来源：杨月欣，王光亚，潘兴昌. 中国食物成分表. 第 2 版. 北京：北京大学医学出版社，2009

二、鱼类的营养价值

广义的鱼类包括鱼、虾、蟹、贝类等水产品，是人类蛋白质、脂肪、无机盐、维生素的良好来源。

1. 蛋白质　含量为 15% ～ 25%，蛋白质中含有人体所必需的各种氨基酸，营养价值高，是蛋白质的良好来源。存在于鱼类结缔组织和软骨中的蛋白质主要是胶原蛋白和黏蛋白，煮沸后溶出，不仅使得鱼汤味道鲜美，也是鱼汤冷却后形成凝胶的主要物质。

2. 脂肪　鱼类脂肪多由不饱和脂肪酸组成，主要是二十碳五烯酸（EPA）和二十二碳六烯酸（DHA），占 80% 左右，熔点低，常温下为液态，消化吸收率达 95%。EPA 和 DHA 具有调节血脂、防治动脉粥样硬化等作用。此外，鱼子、虾子含较高胆固醇。

3. 维生素　鱼的肝脏富含维生素 A 和 D，是生产鱼肝油的原料。鱼肉中含有较多的维生素 B_1、B_2 和维生素 PP 等，但鱼类肌肉中含有硫胺素酶，当生鱼存放或生吃时可破坏维生素 B_1，加热可破坏此酶，故鱼类应在新鲜时加工，烹调食用为宜。

4. 无机盐　鱼类钙含量高，是钙的良好来源。海水鱼含碘多，牡蛎含锌丰富，且吸收率比植物性食物高。

三、加工烹调对营养价值的影响

畜禽、鱼等肉类食物烹调方式多样，不同的烹调方法对营养价值的影响不一样。一般加工烹调对蛋白质营养价值影响不大，但高温加热时间过长可以引起肉类中蛋白质的破坏和 B 族维生素损失。上浆挂糊、急火快炒可使肉类外部蛋白质迅速凝固，减少营养素的外溢以及损失破坏。无机盐和维生素在炖、煮时可溶于水，若连汤食用，损失不大。

第 5 节　奶及奶制品的营养价值

奶类为天然食品，其营养素种类齐全、比例适当、易消化吸收，营养价值极高，是各年龄健康人群和特殊人群（婴幼儿、老年人、病人）的理想食品。奶类以牛奶食用最普遍，其次是羊奶、马奶。奶类经浓缩、发酵等工艺可制成奶制品如奶粉、酸奶等。

一、奶类的营养价值

1. 蛋白质　牛奶中的蛋白质含量比较恒定，为 3% 左右，主要是酪蛋白，还含有较少的乳清蛋白和更少的乳球蛋白。酪蛋白常与钙、磷结合，形成酪蛋白胶粒，以胶体悬浮液状态存在。乳清蛋白对热不稳定，加热时发生凝固并沉淀。乳球蛋白与人体免疫有关。奶类蛋白质消化吸收率达 87% ～ 89%，属于优质蛋白质。

2. 脂类　奶类脂肪含量一般为 3% ～ 5%，其中脂肪酸组成复杂，油酸占 30%，亚油酸和亚麻酸分别占 5.3% 和 2.1%，另外奶中水溶性挥发性脂肪酸（丁酸、己酸、辛酸）含量较高，是奶类风味良好及易于消化的原因。奶类脂肪以微粒状的脂肪球分散在奶中，易消化，吸收率达 97%。

3. 糖类　主要为乳糖，乳糖有调节胃酸、促进胃肠蠕动和消化液分泌作用，还能促进钙的吸收，助长肠道乳酸杆菌繁殖、抑制腐败菌生长，对肠道健康有重要意义。乳糖在人体消化道内经乳糖酶作用分解成葡萄糖和半乳糖被人体吸收。但有些人体内乳糖酶不足或活性低，食用牛奶后乳糖分解不完全，被肠道细菌发酵而产酸、产气，出现肠胀气、腹痛、腹泻等症状，称为乳糖不耐症。可采用少量多次饮用，以便肠道逐渐适应对牛奶的消化，或饮用酸奶，避免此症。

4. 维生素　奶中含有人体所需的多种维生素，包括维生素 A、维生素 D、胡萝卜素和维生素 C 以及 B 族维生素等，其含量与饲养方式和季节有关。如夏季放牧期，青饲料多、光线充足，牛奶中维生素 A、维生素 D、胡萝卜素和维生素 C 含量较冬季棚内饲养明显增多。

5. 无机盐 奶类富含钙、磷等无机盐，牛奶中含钙量约为 100mg/100ml，且吸收率高，是钙的良好来源。牛奶中铁含量低，属贫铁食物，用牛奶喂养婴儿时，应注意补充铁。此外奶类还含有铜、锌、碘等多种微量元素。

不同奶中主要营养素含量比较见表 4-2。

表 4-2 不同奶中主要营养素含量比较（以每 100g 可食部计）

营养成分	人乳	牛乳	鲜羊乳
水分（g）	87.6	89.8	88.9
蛋白质（g）	1.3	3.0	1.5
脂肪（g）	3.4	3.2	3.5
糖类（g）	7.4	3.4	5.4
能量（kJ）	272	226	247
钙（mg）	30	104	82
磷（mg）	13	73	98
铁（mg）	0.1	0.3	0.5
视黄醇（μg）	11	24	84
硫胺素（mg）	0.01	0.03	0.04
核黄素（mg）	0.05	0.14	0.12
烟酸（mg）	0.2	0.1	2.1
维生素 C（mg）	5	1	--

数据来源：杨月欣，王光亚，潘兴昌.中国食物成分表.第 2 版.北京：北京大学医学出版社，2009

二、奶制品的营养价值

鲜奶经过加工可制成多种奶制品，以满足不同需要，主要包括消毒牛奶、酸奶、奶粉和炼乳等。因加工工艺不同，奶制品营养成分有很大差异。不同奶制品营养价值比较见表 4-3。

表 4-3 不同奶制品营养价值比较

名称	加工方式及主要产品	营养特点
消毒牛奶	新鲜牛奶经过滤、加热、杀菌等处理制成的液态奶。常见的有全脂奶、半脱脂奶和脱脂奶等，是奶制品中产量最大的一种	加工过程中维生素 B_1 和维生素 C 略有损失，其余营养价值与新鲜牛奶差别不大
酸奶	以新鲜牛奶、奶粉或炼乳为原料，接种乳酸菌，经过发酵降低 pH 制成的产品。	发酵后，乳糖变成乳酸，蛋白质发生凝固，脂肪不同程度水解，消化吸收率增高；乳酸杆菌进入肠道可抑制腐败菌的生长繁殖，对维护人体健康有重要作用。适合于消化功能不良的儿童、老年人和乳糖不耐症者
奶粉	新鲜牛奶经过消毒、浓缩、脱水干燥等工艺制成。有全脂奶粉、脱脂奶粉和配方奶粉等	浓缩过程中 70%～80% 的水分被去除，脱脂过程中脂溶性维生素损失较多。配方奶粉参照人奶组成进行营养素调整和改善，适合婴儿的生理特点和需要
炼乳	一种浓缩奶，分为淡炼乳和甜炼乳，	加工过程中维生素有一定程度的破坏。甜炼乳在加工时约加 15% 蔗糖，糖含量高，不宜供婴儿食用

第 6 节　蛋及蛋制品的营养价值

禽蛋主要包括鸡蛋、鸭蛋、鹅蛋、鹌鹑蛋、鸽蛋等，以鸡蛋产量最大、食用最普遍。蛋制品是以蛋类为原料加工制成的产品，如皮蛋、咸蛋等。

一、蛋类的营养价值

各种蛋类大小不一，但结构相似，由蛋壳、蛋清、蛋黄三部分组成。蛋清占可食部分的 2/3，蛋黄占 1/3。

1. 蛋白质　蛋类蛋白质含量一般在 10% 以上，蛋清中含量略低，蛋黄中较高。加工成皮蛋或咸蛋后，蛋白质含量变化不大。鸡蛋蛋白质的必需氨基酸组成与人体接近，易消化吸收，生物学价值达 95，是天然食物中最理想的优质蛋白质，在评价食物蛋白质营养价值时，常以鸡蛋蛋白质作为参考。

2. 脂肪　含量为 10% ~ 15%，98% 的脂肪存在于蛋黄，蛋清中含量极少，呈乳化状，分散成细小颗粒，易消化吸收。蛋类胆固醇含量极高，主要集中在蛋黄，如每个鸡蛋含胆固醇约 300mg，加工成咸蛋或皮蛋后，胆固醇含量无明显变化。蛋黄还是磷脂的良好食物来源，主要含卵磷脂和脑磷脂，具有降低血胆固醇的作用。

3. 无机盐　蛋类是多种无机盐的良好来源，主要存在于蛋黄内，蛋清中含量极低，以钙、磷、铁含量较多。钙磷的吸收率较高，但蛋黄中的铁为非血红蛋白铁，与卵黄高磷蛋白结合，生物利用率仅为 3% 左右。

4. 维生素　蛋类维生素含量较为丰富，主要集中在蛋黄中，以维生素 A、维生素 D 和 B 族维生素为主，几乎不含维生素 C。蛋类维生素含量受品种、季节和饲料的影响。蛋类各部分的主要营养素含量见表 4-4。

表 4-4　蛋类各部分的主要营养素含量（以每 100g 可食部计）

营养成分	鸡蛋	鸡蛋清	鸡蛋黄
水分（g）	74.1	84.4	51.5
蛋白质（g）	13.3	11.6	15.2
脂肪（g）	8.8	0.1	28.2
糖类（g）	2.8	3.1	3.4
磷（mg）	130	18	240
钾（mg）	154	132	95
钙（mg）	56	9	112
铁（mg）	2.0	1.6	6.5
锌（mg）	1.10	0.02	3.79
硒（μg）	14.34	6.97	27.01
视黄醇（μg）	234	0	438
硫胺素（mg）	0.11	0.04	0.33
核黄素（mg）	0.27	0.31	0.29
烟酸（mg）	0.2	0.2	0.1

数据来源：杨月欣，王光亚，潘兴昌 . 中国食物成分表 . 第 2 版，北京：北京大学医学出版社，2009

二、加工烹调对营养价值的影响

蛋类常用的烹调方法有蒸、煮、煎、炒等。一般烹调加工方法，除B族维生素少量损失外，对其他营养素影响不大。生蛋的蛋清中含有抗生物素蛋白和抗胰蛋白酶，前者防碍生物素的吸收，后者抑制胰蛋白酶的活力。烹调过程中的适当加热不仅具有杀菌作用，还可破坏这两种物质，使蛋白质等营养素的消化、吸收和利用更充分。但过度加热会使蛋白质过分凝固，变硬变韧，影响食欲及消化吸收。

第7节　菌藻类的营养价值

菌藻类食物包括食用菌和藻类。食用菌品种繁多，分为人工栽培菌和野生菌，常见的有蘑菇、香菇、银耳、黑木耳、金针菇、口蘑、灵芝等。藻类可以食用的有海带、紫菜等。

一、菌藻类的营养价值

1. 蛋白质　菌藻类含有丰富的蛋白质，含量远高于谷类食物，蛋白质组成中胱氨酸和蛋氨酸含量较高。

2. 脂肪　含量极低，以亚油酸、亚麻酸等多不饱和脂肪酸为主。是肥胖症、高血脂、高血压、动脉硬化、脑血管病病人的理想食品。

3. 糖类　不同的菌藻类糖类含量差别较大。如香菇、黑木耳含量较高，而海带、金针菇则含量较低。菌藻类糖类中的水溶性多糖和酸性多糖具有提高人体免疫和抗肿瘤作用。此外，菌藻类富含膳食纤维，可以促进胃肠蠕动，预防便秘、结肠癌等疾病。

4. 维生素　菌藻类含有丰富的B族维生素，此外，香菇、紫菜等胡萝卜素含量较高。

5. 无机盐　含量较高，铁、锌、硒等含量是一般食物的数倍，海带、紫菜含丰富的碘。

二、菌藻类的保健功能和合理利用

菌藻类食物除能提供丰富的营养素外，还具有一定的保健功能和药用价值。

1. 香菇　香菇中含有丰富的膳食纤维，经常食用可以促进胃肠蠕动，防止便秘，预防结肠癌等癌症，同时能防肥胖、降低血液中的胆固醇；香菇中含的多糖有明显的抗肿瘤作用；香菇还能抗感冒病毒，因香菇中含有一种干扰素的诱导剂，能诱导体内干扰素的产生，干扰病毒蛋白质的合成，使其不能繁殖，从而使人体产生免疫作用。

2. 黑木耳　含有对人体有益的膳食纤维以及多糖；另外，黑木耳中含有一种抑制血小板聚集的成分，可降低血粘度，有利于预防高脂血症、动脉硬化和冠心病。

3. 银耳　含有对人体有益的膳食纤维以及多糖；银耳还能增强肿瘤患者对放射治疗、化学治疗的耐受力；能提高肝脏解毒能力，起保肝作用。

4. 灵芝　可显著提高机体的免疫功能；对多种理化及生物因素引起的肝损伤有保护作用；对心肌缺血有保护作用，可以用于冠心病、心绞痛等疾病的治疗和预防；灵芝所含的多糖、多肽等有着明显的延缓衰老的功效；灵芝还可刺激骨髓造血、对视网膜色素变性、进行性肌营养不良等疾病也具有一定的临床疗效；另外，灵芝还有好的镇痛作用。

5. 海带　除含有对人体有益的膳食纤维以及多糖外，含有丰富的碘，能防治缺碘性甲状腺肿。

6. 紫菜　所含的多糖具有明显的增强机体免疫的作用，对肿瘤预防有很好的作用。另外，富含胆碱和钙、铁，能增强记忆、促进骨骼和牙齿的生长和保健、治疗贫血。含有一定的甘露醇，可作为治疗水肿的辅助食品。

小结

　　自然界天然食物品种繁多，每类食物所含营养素不尽相同，对人体健康的作用也不一样。本章介绍了谷类、豆类及其制品、蔬菜水果类、畜禽肉及鱼类、奶类及其制品、蛋类及其制品以及菌藻类的营养价值，以及加工烹调对其营养价值的影响。通过学习，有助于学生了解各类食物对人体健康的作用，为合理进行膳食搭配提供参考依据。

 自 测 题

选择题

A₁ 型题

1. 谷类中含量最多的营养素是（　　）
　　A. 糖类　　　　　　　　B. 蛋白质
　　C. 脂肪　　　　　　　　D. 无机盐
　　E. 维生素

2. 谷类的第一限制性氨基酸是（　　）
　　A. 亮氨酸　　　　　　　B. 赖氨酸
　　C. 苏氨酸　　　　　　　D. 色氨酸
　　E. 蛋氨酸

3. 大豆类食物的蛋白质含量范围是（　　）
　　A. 20%～30%　　　　　B. 25%～35%
　　C. 35%～40%　　　　　D. 40%～45%
　　E. 45%～50%

4. 关于大豆营养价值的描述，不正确的是（　　）
　　A. 含有丰富的优质蛋白质
　　B. 脂肪中不饱和脂肪酸含量高
　　C. 能提供较多的纤维素和半纤维素
　　D. 钙、磷、铁等无机盐含量丰富
　　E. 含有丰富的维生素 C 和 B 族维生素

5. 蔬菜水果中含量极少的营养素是（　　）
　　A. 膳食纤维　　　　　　B. 糖类
　　C. 脂肪　　　　　　　　D. 水溶性维生素
　　E. 无机盐

6. 下列食物中富含最理想的天然优质蛋白质的是（　　）
　　A. 牛奶　　　　　　　　B. 牛肉
　　C. 猪肉　　　　　　　　D. 鱼肉
　　E. 鸡蛋

7. 大豆类食品的蛋白质消化率，按顺序排列从高到低为（　　）
　　A. 大豆　豆腐　豆浆　　B. 豆腐　豆浆　大豆
　　C. 豆浆　大豆　豆腐　　D. 豆腐　大豆　豆浆
　　E. 豆浆　豆腐　大豆

A₂ 型题

8. 有些人煮稀饭为了增加其黏稠度而加碱，这种烹调方法损失最多的营养素是（　　）
　　A. 蛋白质　　　　　　　B. 脂肪
　　C. 糖类　　　　　　　　D. 维生素
　　E. 无机盐

9. 豆类与谷类蛋白质有互补作用，是因为豆类含有较多的（　　）
　　A. 亮氨酸　　　　　　　B. 组氨酸
　　C. 赖氨酸　　　　　　　D. 苏氨酸
　　E. 蛋氨酸

10. 不宜生吃鲜蛋是因为生蛋清中含有（　　）
　　A. 红细胞凝集素
　　B. 异黄酮
　　C. 抗生物素蛋白和抗胰蛋白酶
　　D. 硫胺素酶
　　E. 胆固醇

11. 大豆发芽制作豆芽过程中可增加的维生素是（　　）
　　A. 维生素 A　　　　　　B. 维生素 B₁
　　C. 维生素 B₂　　　　　　D. 维生素 B₆
　　E. 维生素 C

12. 张先生，45 岁，饮用牛奶后常出现胃肠不适、胀气、痉挛、腹泻等不良反应，其主要原因是（　　）
　　A. 淀粉酶缺乏或活性降低

B. 麦芽糖酶缺乏或活性降低

C. 凝乳酶缺乏或活性降低

D. 盐酸缺乏

E. 乳糖酶缺乏或活性降低

A₃/A₄ 型题

（13～14 题共用题干）

女，12 岁，挑食，喜欢吃猪肉，不吃蔬菜。饭量小，母亲为了让孩子多吃一点，常购买精制香米和精白面粉制作各种小吃。

13. 米面加工过于精细易损失的营养素是（　　　）

A. 维生素 A　　　　B. 维生素 B₁

C. 维生素 C　　　　D. 维生素 D

E. 维生素 E

14. 给这个家庭正确的建议是（　　　）

A. 根据孩子喜好选择食物

B. 用调味品改善食物口味，以提高孩子食欲

C. 用油炸、油煎等方式改善食物感官性状

D. 每日丰富肉的品种即可

E. 每餐荤素搭配、粗细粮搭配

5

第5章　合理营养及评价

　　俗话说："民以食为天"。随着社会发展节奏加快，人们却忽略了生活质量提高，养成"早餐马虎、中餐凑合、晚餐丰富"的不良饮食习惯，导致高血压、冠心病、糖尿病等疾病的发病率逐年上升，出现"天妒英才，提前得病，提前死亡"的人间悲剧。因此，我们应倡导健康生活方式，讲究合理营养、平衡膳食，吃出营养、吃出健康、吃出长寿。

第1节　合理营养

案例 5-1

　　李某，28岁，某外企高级白领女士。为了保持身体苗条，严格控制饮食。从7月份开始，早餐吃苹果和牛奶，平时只吃白水煮青菜，很少吃主食，12月10日，上班时突然晕倒在办公室。经北京市急救中心的检查报告显示，其血钾只有2.94mmol/L（正常值为3.5～5.5mmol/L）。医生诊断为营养不良。

问题： 1. 李女士的饮食结构是否合理，缺陷在什么地方？

　　　　2. 李女士如何才能做到健康饮食？

一、合理营养的概述

（一）合理营养的概念

　　合理营养就是由食物中摄取的各种营养素与身体对这些营养素的需要达到平衡，既不过多，也不缺乏。合理营养可维持人体的正常生理功能，促进健康和生长发育，提高机体的劳动能力、抵抗力和免疫力，有利于某些疾病的预防和治疗；缺乏合理营养将发生营养缺乏病或营养过剩性疾病（如肥胖症和动脉粥样硬化等）。

（二）合理营养的卫生要求

　　1. 满足机体能量和营养素的需求　人体对能量和各种营养素的需要量都有一个适宜范围，摄入不足或过多都会对机体产生危害。

　　2. 食物必须符合国家食品卫生标准　要求膳食中各种食物应当新鲜、干净，不得腐败变质和受到致病微生物污染，无农药或其他有毒有害化学物质污染，加入的食品添加剂应符合食品卫生要求。

3. 科学的加工烹调方法　科学合理加工食物既能减少营养素的损失，又能改变食品的色、香、味、型，促进食欲，提高食物的消化吸收率。如烹饪蔬菜时先洗后切，急火快炒，能减少维生素 C 和无机盐的损失；黄豆加工成豆腐，消化率从 60% 提高到 90%。

4. 合理的膳食制度　合理的膳食制度能使膳食中各种营养素被充分消化、吸收和利用，发挥最大的营养功能。我国居民的生活习惯每日三餐，两餐间隔 5 ～ 6 小时为宜。全天各餐食物分配的比例，在一般情况下最好是午餐最多，早餐和晚餐较少。通常早餐提供的能量应占全天总能量的 25% ～ 30%，午餐应占 30% ～ 40%，晚餐应占 30% ～ 40%。

5. 良好的进餐环境　要有舒适、优雅、安静和卫生的进餐环境。

6. 食物搭配合理多样化　除 4 个月以内的婴儿外，天然食物中没有一种能完全满足人体的营养需要。只有各种食物合理搭配，才能实现营养成分的互补，满足机体的需要。

链接

俗话说：早餐吃得像皇帝，中餐吃得像平民，晚餐吃得像乞丐。就是早餐要有营养，不只是填饱肚子，更多的是要保证一天的脑力劳动；午餐则贵多不贵好，但在保证吃饱的前提下，也要合理搭配，荤素均衡；晚餐则要吃少，因为人在饭后更多的是休息，吃得太饱或太好不仅会影响睡眠，还会使人的新陈代谢失衡，增加肠胃的负担，导致肥胖，所以晚餐应以清淡为主。

二、膳 食 结 构

（一）膳食结构的概念

膳食结构也叫膳食模式，是指膳食中各类食物的数量及其在膳食中所占的比重。膳食结构不仅反映人们的饮食习惯和生活水平高低，同时也反映一个民族的传统文化，一个国家的经济发展和一个地区的环境和资源等多方面的情况。由于各国经济发展程度不同，加上环境、信仰、民族习俗等差异，其膳食结构差异很大。

（二）膳食结构类型

根据膳食中动物性、植物性食物所占的比重，以及能量、蛋白质、脂肪和糖类的供给量作为划分膳食结构的标准，可将世界不同地区的膳食结构分为以下四种类型。

1. 以动物性食物为主的"三高型"（即高热能、高脂肪、高蛋白质型）　此类型以欧美等发达国家为代表．其膳食中以动物性食物为主，以提供高能量、高脂肪、高蛋白质、低纤维为主要特点。因此，这类膳食的人群容易营养过剩，易诱发肥胖、高脂血症、冠心病、糖尿病、脂肪肝等所谓"富裕性疾病"。

2. 以植物性食物为主的"温饱型"　此类型以发展中国家为代表，其膳食中以植物性食物为主，动物性食物为辅。提供能量基本可满足人体需要，但蛋白质、脂肪摄入量均低。因此，这类膳食的人群易患各种营养缺乏病，人的体质较弱、健康状况不良、劳动生产率较低。但从另一方面看，这类膳食的膳食纤维充足，动物性脂肪较低，有利于冠心病和高脂血症的预防。

3. 动、植物食物比例适当的"营养型"　此类型以日本为代表，其膳食中动物性食物与植物性食物比例比较均衡，既保持了以植物性为主的东方人膳食优点，又避免了西方"三高一低"膳食缺陷，是健康的膳食结构。

4. 地中海膳食结构　此类型以居住在地中海地区的国家为代表，特别是意大利、西班牙、希腊。其膳食结构的主要特点：①膳食中富含植物性食物，包括水果、蔬菜、土豆、谷类、果仁等；②食物的加工程度低，新鲜度较高，该地区居民以食用当季、当地产的食物为主；③每天吃适量的奶酪或酸奶，经常吃适量的鱼、禽、蛋，猪肉、羊肉、牛肉等红肉吃得较少；④大部分成年人有饮用葡萄酒的习惯；⑤橄榄油是主要的食用油。因此，这类膳食的人群心脑血管疾病发病率比其他欧洲国家要低得多。

第 2 节　膳食指南与膳食宝塔

案例 5-2

　　刘女士，38 岁，因婚姻问题被迫出家两年，过去一直身体健康，但近年来感乏力、易疲倦、体力不支、时常感冒与头晕，去医院检查发现有轻度贫血。医生告知其饮食存在问题，故前来咨询。以下是刘女士代表性的每日食物摄入量：各类主食 350 克，豆制品 50～100 克，蔬菜 600 克，水果 100 克，烹饪油 30 克。

问题：1. 刘女士每日摄入食物的种类是否符合中国居民平衡膳食宝塔要求？

　　　2. 根据各类食物的营养特点，你认为刘女士的饮食可能存在哪些缺陷？

　　　3. 为了改善刘女士的营养与健康状况，你将给她哪些建议或指导？

一、膳食指南的概念

　　膳食指南是针对各国各地存在的问题而提出的一个通俗易懂、简明扼要的合理膳食基本要求，是一个有效的宣传普及材料。

二、中国居民膳食指南

　　《中国居民膳食指南（2016）》是 2016 年 5 月 13 日由国家卫生计生委疾控局发布，为了提出符合我国居民营养健康状况和基本需求的膳食指导建议而制定的法规。自 2016 年 5 月 13 日起实施。

　　《中国居民膳食指南（2016）》由一般人群膳食指南、特定人群膳食指南和中国居民平衡膳食实践三个部分组成。同时推出了中国居民膳食宝塔（2016）、中国居民平衡膳食餐盘（2016）和儿童平衡膳食算盘等三个可视化图形，指导大众在日常生活中进行具体实践。

（一）一般人群膳食指南

　　一般人群膳食指南针对 2 岁以上的所有健康人群提出 6 条核心推荐，分别为：

推荐一　食物多样，谷类为主

1. 每天的膳食应包括谷薯类、蔬菜水果类、畜禽鱼蛋奶类、大豆坚果类等食物。

2. 平均每天摄入 12 种以上食物，每周 25 种以上。

3. 每天摄入谷薯类食物 250 ～ 400g，其中全谷物和杂豆类 50 ～ 150g，薯类 50 ～ 100g。

4. 食物多样、谷类为主是平衡膳食模式的重要特征。

推荐二　吃动平衡，健康体重

1. 各年龄段人群都应天天运动、保持健康体重。

2. 食不过量，控制总能量摄入，保持能量平衡。

3. 坚持日常身体活动，每周至少进行 5 天中等强度身体活动，累计 150 分钟以上；主动身体活动最好每天 6000 步。

4. 减少久坐时间，每小时起来动一动。

推荐三　多吃蔬果、奶类、大豆

1. 蔬菜水果是平衡膳食的重要组成部分，奶类富含钙，大豆富含优质蛋白质。

2. 餐餐有蔬菜，保证每天摄入 300 ～ 500g 蔬菜，深色蔬菜应占 1/2。

3. 天天吃水果，保证每天摄入 200 ～ 350g 新鲜水果，果汁不能代替鲜果。

4. 吃各种各样的奶制品，相当于每天液态奶 300g。

5. 经常吃豆制品，适量吃坚果。

推荐四　适量吃鱼、禽、蛋、瘦肉

1. 鱼、禽、蛋和瘦肉摄入要适量。

2. 每周吃鱼 280 ～ 525g，畜禽肉 280 ～ 525g，蛋类 280 ～ 350g，平均每天摄入总量 120 ～ 200g。

3. 优先选择鱼和禽。

4. 吃鸡蛋不弃蛋黄。

5. 少吃肥肉、烟熏和腌制肉制品。

推荐五　少盐少油，控糖限酒

1. 培养清淡饮食习惯，少吃高盐和油炸食品。成人每天食盐不超过 6g，每天烹调油 25 ～ 30g。

2. 控制添加糖的摄入量，每天摄入不超过 50g，最好控制在 25g 以下。

3. 每日反式脂肪酸摄入量不超过 2g。

4. 足量饮水，成年人每天 7 ～ 8 杯（1500 ～ 1700ml），提倡饮用白开水和茶水；不喝或少喝含糖饮料。

5. 儿童少年、孕妇、乳母不应饮酒。成人如饮酒，男性一天饮用酒的酒精量不超过 25g，女性不超过 15g。

推荐六　杜绝浪费，兴新食尚

1. 珍惜食物，按需备餐，提倡分餐不浪费。

2. 选择新鲜卫生的食物和适宜的烹调方式。

3. 食物制备生熟分开、熟食二次加热要热透。

4. 学会阅读食品标签，合理选择食品。

5. 多回家吃饭，享受食物和亲情。

6. 传承优良文化，兴饮食文明新风。

（二）特定人群膳食指南

特定人群膳食指南则主要针对孕妇、乳母、2 岁以下婴幼儿、2 ～ 6 岁学龄前儿童、7 ～ 17

岁儿童少年、老年和素食等特定人群的生理特点及营养需要，在一般人群膳食指南的基础上对其膳食选择提出特殊指导。

（三）中国居民平衡膳食实践指南

1. 中国居民平衡膳食宝塔　中国居民平衡膳食宝塔（图 5-1）是根据《中国居民膳食指南》，结合中国居民膳食的实际状况，把平衡膳食的原则转化成各类食物的重量，便于人们在日常生活中实行。

膳食宝塔提出了一个在营养上比较理想的膳食模式，同时注意了运动的重要性。它所建议的食物量。特别是奶类和豆类食物的量可能与大多数人当前的实际摄入量还有一定的距离，对某些贫困地区来讲可能距离还很远，但为了改善中国居民的膳食营养状况，应把它看作是一个奋斗目标，努力争取，逐步做到。

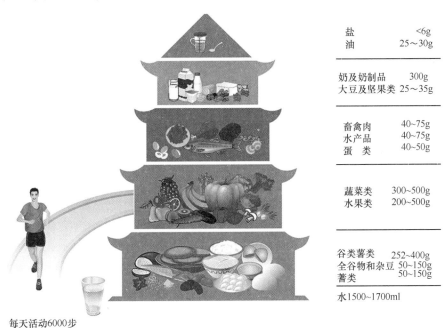

盐	<6g
油	25～30g
奶及奶制品	300g
大豆及坚果类	25～35g
畜禽肉	40~75g
水产品	40~75g
蛋　类	40~50g
蔬菜类	300～500g
水果类	200～500g
谷类薯类	252~400g
全谷物和杂豆	50~150g
薯类	50~150g
水1500~1700ml	

每天活动6000步

图 5-1　中国居民平衡膳食宝塔（2016）

（1）中国居民平衡膳食宝塔说明

①膳食宝塔结构：膳食宝塔共分六层，包含每天应摄入的主要食物种类。膳食宝塔利用各层位置和面积的不同反映了各类食物在膳食中的地位和应占的比重。

饮用水位居底层：每天 1500 ～ 1700ml；

谷薯类第二层：每人每天应摄入 250 ～ 400g；

蔬菜和水果第三层：每天应摄入 300 ～ 500g 和 200 ～ 350g；

鱼、禽、肉、蛋等动物性食物位于第四层：每天应摄入畜、禽肉 50 ～ 70g，水产品 40 ～ 75g，蛋类 40 ～ 50g；

奶类和豆类食物第五层：每天应吃相当于鲜奶 300g 的奶类及奶制品和相当于干豆 25 ～ 35g 的大豆及制品。

烹调油和食盐位居塔顶：每天烹调油不超过 25 ～ 30g，食盐不超过 6g。

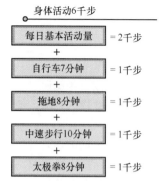

图 5-2　每天身体活动 6000 步结构图

新膳食宝塔增加了水和身体活动的形象，强调足量饮水和增加身体活动的重要性。水是膳食的重要组成部分，是一切生命必需的物质，其需要量主要受年龄、环境温度、身体活动等因素影响。在温和气候条件下生活的轻体力活动成年人每日至少饮水1500ml（相当于 6 个一次性杯子的水）；在高温或强体力劳动条件下应适当增加。饮水不足或过多都会对人体健康带来危害。饮水应少量多次，要主动，不应感到口渴时再喝水。目前我国大多数成年人身体活动不足或缺乏体育锻炼，应改变久坐少动的不良生活方式，养成天天运动的习惯，坚持每天多做一些消耗体力的活动。建议成年人每天进行累计相当于步行 6000 步以上的身体活动（图 5-2），如果身体条件允许，最好进行 30 分钟中等强度的运动。

②膳食宝塔建议的食物量：膳食宝塔中建议的每人每日各类食物适宜摄入量范围适用于一般健康成人，在实际应用时要根据个人年龄、性别、身高、体重、劳动强度、季节等情况适当调整。年轻人、身体活动强度大的人需要的能量高，应适当多吃些主食；年老、活动少的人需要的能量少，可少吃些主食。

（2）中国居民平衡膳食宝塔的应用

①确定适合自己的能量水平：能量是决定食物摄入量的首要因素，一般说人们的进食量可自动调节，当一个人的食欲得到满足时，对能量的需要也就会得到满足。在实际应用时要根据个人年龄、性别、身高、体重、劳动强度、季节等情况适当调整。

②根据自己的能量水平确定食物需要：膳食宝塔建议的每人每日各类食物适宜摄入量范围适用于一般健康成年人，应用时要根据个人的具体情况适当调整。

③食物同类互换，调配丰富多彩的膳食：应用膳食宝塔可把营养与美味结合起来，按照同类互换、多种多样的原则调配一日三餐。

④要因地制宜充分利用当地资源：我国幅员辽阔，各地的饮食习惯及物产不尽相同，只有因地制宜充分利用当地资源才能有效地应用膳食宝塔。

⑤要养成习惯，长期坚持：膳食对健康的影响是长期的结果。应用平衡膳食宝塔需要自幼养成习惯，并坚持不懈，才能充分体现其对健康的重大促进作用。

2. 中国居民平衡膳食餐盘　平衡膳食餐盘则是一个人一餐大致的食物组成和结构比例，简洁直观，它没有强调食物的推荐量，也没有强调很详细的文字，但是更加简洁和容易记忆，强调的是一个构成（图 5-3）。

（四）儿童平衡膳食算盘

膳食算盘主要是适合儿童使用的，这个图形可以勾画出儿童对于份量的认识，哪种食物份量多，哪种食物份量少，便于他们理解和记忆。希望通过不同的图形，更加让百姓理解平衡膳食的核心思想（图 5-4）。

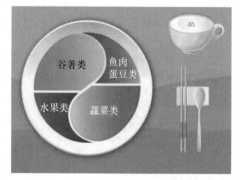

图 5-3　中国居民平衡膳食餐盘（2016）

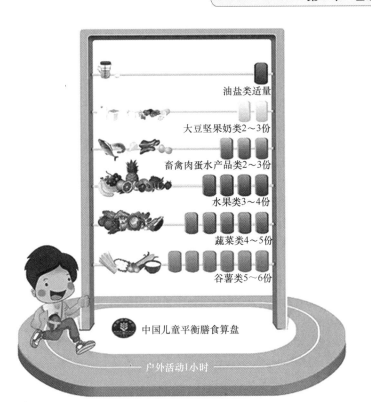

油盐类适量

大豆坚果奶类2~3份

畜禽肉蛋水产品类2~3份

水果类3~4份

蔬菜类4~5份

谷薯类5~6份

中国儿童平衡膳食算盘

户外活动1小时

图 5-4　中国儿童平衡膳食算盘

第 3 节　营养调查与评价

我国曾于1959年、1982年和1992年分别进行过3次全国营养调查,2002年又开展了"中国居民营养与健康状况调查"。营养调查通过对人们膳食组成变化以及营养状况的全面了解,为研究不同时期人们的膳食结构和营养状况的变化提供了基础资料,也为我国的食物生产、加工和引导人们合理营养和消费提供了依据。

一、居民营养状况调查概述

(一)营养调查的概念

营养调查是运用科学手段来了解某一人群(或个体)的膳食和营养水平,以此判断其膳食结构是否合理和营养状况是否良好的重要手段。

(二)营养调查的目的

1.了解居民膳食摄取情况及其与营养供给量之间的对比情况。

2.了解与营养状况有密切关系的居民体质与健康状态,发现营养不平衡的人群,为进一步营养监测和研究营养政策提供基础情况。

3.作某些综合性或专题性的科学研究,如某些地方病、营养相关疾病与营养的关系。

4.研究某些生理常数、营养水平判定指标和膳食参考摄入量等。

二、营养调查的实施

全面营养调查包括膳食调查、营养状况体格检查、营养水平生化检验等三部分。这三部分内容是相互联系和相互验证的，根据调查结果可进行综合分析、评价，并提出改善措施。

（一）膳食调查

膳食调查是营养工作的基本手段。通过它可以了解调查对象在一定时间内膳食中各种食物和营养素的摄入情况，并与供给量对比，结合体检和营养水平生化检验的结果，可以全面了解调查对象的营养状况。

1. 称重法 即将调查对象在调查期间每餐所吃的食物称重，然后计算出各种食物的消耗量。方法是在调查期内统计每餐用餐人数，称重被调查单位每餐各种食物的烹调前生重、烹调后熟重及剩余食物量，按下列计算公式求出食物的消耗数量，再除以调查期内用餐人数，求出每人每日各种食物的消耗量。该法优点是调查结果比较准确，适用于团体、个人和家庭的膳食调查；缺点是花费人力、时间多，不适合大规模的营养调查。

生熟食物比值 = 烹调前食物原料重量（生重）/ 烹调后熟食重量

摄入熟食重量 = 烹调后熟食重量—吃剩后熟食重量（包括废弃食物重量）

食物原料重量（生重）= 摄入熟食重量 × 生熟比值

2. 记账法 又称为查账法，是膳食调查中最常用的方法，适用于账目清楚的集体食堂和家庭。

方法是：开始调查前将库存的各种食物称重并记录，然后详细记录每天购入的各种食物和废弃的食物（包括用作饲料和变质丢弃的食物）重量，调查结束时将剩余的各种食物称重。对于有伙食账目的集体食堂，可以通过查账了解一定时间内各种食物的消耗量。

公式：调查前库存量 + 每日购入量 － 废弃量 － 最后剩余量 = 调查期间某种食物的消耗量。

该法的优点是耗费人力、物力较少，可调查较长时间的膳食；缺点是调查结果只能得到人均摄入量，难以分析个体膳食摄入状况。

3. 询问法 又称为24小时膳食回顾法，调查者通过询问，让调查对象尽可能回顾在24小时内所吃食物的种类和数量，然后对其食物摄入量进行量化评估。该法的优点是简单易行，常用于散居人群的膳食调查和社区居民、门诊患者的营养咨询；缺点是由于食物摄入量主要依靠应答者的记忆来估计，可能导致调查结果不够准确。调查人员需掌握一定的询问技巧并熟悉各种食物体积与重量的估算，才能获得较为准确的食物消耗量资料。

4. 化学分析法 是收集所调查对象一日膳食中要摄入的所有主副食品，通过实验室的化学分析法来测定其能量和营养素的数量和质量。此法要求高，分析过程复杂，除非特殊要求，一般不做。

（二）营养状况体格检查

机体营养状况检查主要是观察受检者营养状况是否正常，是否有营养缺乏病的症状和体征。包括身体测量和营养缺乏病体征的检查。

1. 身体测量以及评价标准

（1）身高和体重：是人体测量资料最基本的数据，在反应人体营养状况上比较确切。身高可反映较长时间的营养状况；体重可反映近期的营养状况。计算公式以及标准是：

成年人常用计算公式：理想体重（kg）= 身高（cm）-100[165cm 以下者为身高（cm）-105]

身高 < 125cm 的幼儿计算公式：理想体重（kg）=3+[身高（cm）-50]/3.8

实际体重在理想体重 ±10% 范围为正常；±10% ～ 20% 为瘦弱或过重；±20% 以上为肥胖或体重不足。

体质指数（BMI）= 体重（kg）/[身高（m²）]

我国成年人体质指数的正常值为 18.5 ～ 23.9；＜ 18.5 为消瘦、24.0 ～ 27.9 为超重、≥ 28 为肥胖。

链接

做　做　看
根据自己的身高、体重，计算出体质指数并进行评价。

　　（2）皮褶厚度：是衡量个体营养状况和肥胖程度较好的指标。测量时需使用专用的皮褶厚度计（压力符合 $10kg/cm^2$ 的标准）。WHO 推荐选用肱三头肌部、肩胛下部和腹部等三个测量点，可分别代表肢体、躯干和腹部的皮下脂肪堆积情况，对判断肥胖和营养不良有重要价值。成人皮褶厚度参考值见表 5-1。

表 5-1　成人皮褶厚度参考值

性别	消瘦	正常	肥胖
男	＜ 10mm	10 ～ 40mm	＞ 40mm
女	＜ 20mm	20 ～ 50mm	＞ 50mm

　　（3）腰围： 腰围可反映腹部脂肪堆积情况。WHO 建议成年人男子腰围＞ 94cm、女子腰围＞ 80cm 可作为判定肥胖的标准。我国成年人肥胖（中心性肥胖）的判定标准是：男子腰围≥ 85cm、女子腰围≥ 80cm。

2. 营养缺乏病的临床体征检查　见表 5-2，表 5-3。

表 5-2　常见营养缺乏病的临床体征

营养缺乏	临床体征
蛋白质—能量营养不良	幼儿：消瘦，生长发育迟缓或停止，皮下脂肪减少，皮肤干燥，无弹性，色素沉着，水肿，肝脾肿大，头发稀少 儿童和成人：体重下降、皮下脂肪减少或消失、水肿等
维生素 A 缺乏	结膜、角膜干燥，干眼症，夜盲症，暗适应能力降低，角膜穿孔，毕脱班，皮肤干燥，毛囊角化等
维生素 B_1 缺乏	皮肤感觉异常或迟钝，有蚁爬感，针刺感，袜套感，体弱，疲倦，失眠，胃肠道症状，心动过速，甚至出现心衰和水肿等
维生素 B_2 缺乏	口角炎，唇炎，舌炎，口腔黏膜溃疡，脂溢性皮炎，阴囊皮炎及会阴皮炎等
烟酸缺乏	皮炎，腹泻，抑郁或痴呆等三 D 症状，舌裂，舌炎，失眠头痛，胃肠症状，精神不集中，肌肉震颤，有些患者甚至精神失常等
维生素 C 缺乏	牙龈炎，牙龈出血，全身点状出血，片状出血，皮下及黏膜出血。重者皮下，肌肉和关节出血，出现血肿等症状
维生素 D 缺乏	幼儿佝偻病：易激惹，夜惊，多汗，枕秃，骨骺肿大，串珠肋，漏斗胸，前囟未闭，颅骨软化，肌张力过低等。儿童：前额凸出，O 或 X 形腿，胸骨变形（赫氏沟，鸡胸）。成人：骨质软化，骨痛，肌无力和骨压痛，骨质疏松等
碘缺乏	地方性甲状腺肿：甲状腺增生肥大，巨大肿块压迫气管可有呼吸困难 克汀病：智力低下，精神发育不全，呆小病
锌缺乏	生长迟缓，食欲不振，皮肤伤口不易愈合，性成熟延迟，第二性征发育障碍，性功能减退，精子产生过少，弱精症，死精症
硒缺乏	克山病：心脏扩大，急性心源性休克及严重心律紊乱，可引起死亡

表 5-3　常见症状、体征与可能缺乏的营养素

部位	体征	可能缺乏的营养素
全身	消瘦、发育不良、	蛋白质、维生素、锌
	贫血	蛋白质、铁、叶酸、维生素 B_{12}、维生素 B_6、维生素 C
皮肤	毛囊角化症	维生素 A
	癞皮病皮炎	烟酸
	溢脂性皮炎	维生素 B_2
眼	角膜干燥，夜盲症	维生素 A
	角膜周围充血	维生素 B_2
	睑缘炎、畏光	维生素 A、维生素 B_2
口唇	口唇炎、口角炎、口角裂	维生素 B_2、烟酸
口腔	舌炎、腥红舌	维生素 B_2、烟酸
	舌肉红、地图舌、舌水肿	维生素 B_2、烟酸
	牙龈炎、牙龈出血	维生素 C
骨	鸡胸、串珠肋、骨质软化	维生素 D
	O 形腿、X 形腿	维生素 D
神经	多发性神经炎、肌肉无力	维生素 B_1
	精神病	维生素 B_1、烟酸
	中枢神经系统失调	维生素 B_{12}、维生素 B_6
循环	水肿	蛋白质、维生素 B_1
	右心肥大、舒张压下降	维生素 B_1
其他	甲状腺肿	碘
	肥胖、糖尿病、血脂异常	各种营养素失调

（三）营养水平生化检验

营养缺乏病在出现临床症状前往往有生理、生化改变，营养水平生化检验通过血液、尿液中有关生化指标的监测，可了解人体内营养素的储备和代谢情况，发现营养失调的早期变化，及时采取必要的防治措施。常用的检查指标及参考值见表 5-4。

（四）调查结果的综合评价

根据膳食调查、营养状况体格检查和营养水平生化检验等三方面的调查结果，可以对调查对象的营养状况做出综合的评价。

1. 膳食调查和生化检验发现某种营养素摄入不足或缺乏，体格检查有营养缺乏病体征（如缺乏时间短，也可以没有营养缺乏病体征），评价为某种营养素缺乏。

2. 膳食调查某种营养素摄入充足，但生化检验提示某种营养素缺乏，体格检查有或无营养缺乏体征。可能有以下几种原因：

（1）调查前较长时间缺乏，调查时改善，或膳食调查的时间太短，不能反映平时的膳食情况。

（2）烹调加工方法不合理，造成营养素大量破坏和损失。根据食物成分表计算出的营养素含量可能明显高于实际摄入量。

表 5-4　常用的检查指标及参考值

营养素	检验指标	正常参考值
蛋白质	血清总蛋白	$60 \sim 80g/L$
	血清白蛋白	$35 \sim 55g/L$
	血清球蛋白	$20 \sim 30g/L$
	白/球（A/G）	$1.5 \sim 2.5：1$
血脂	血清三酰甘油	$0.56 \sim 1.7mmol/L$
	血清总胆固醇	$2.8 \sim 5.7mmol/L$
钙	血清钙	血清钙 $90 \sim 110mg/L$
铁	血红蛋白	男 > 130g/L
		女 > 120g/L
	血清铁蛋白	男 $15 \sim 200μg/L$
		女 $15 \sim 200μg/L$
	血清运铁蛋白饱和度	成人 > 16%
		儿童 $> 7 \sim 10\%$
维生素 A	血清视黄醇	成人 $200 \sim 500μg/L$
		儿童 > 300μg/L
维生素 B_1	4 小时负荷尿中排除量	> 200μg/L（5mg 负荷）
维生素 B_2	4 小时负荷尿中排除量	> 800μg/L（5mg 负荷）
维生素 C	4 小时负荷尿中排除量	> 10mg（500mg 负荷）

（3）患某些疾病时营养素吸收障碍。

3. 膳食调查发现某种营养素摄入不足或缺乏，但生化检验和体格检查正常，可能是缺乏的时间较短，还没有对人体的营养状况产生明显的影响。

4. 膳食调查和生化检验的结果均正常，但有营养缺乏病体征。这种情况可能是营养素缺乏病恢复期，也可能是其他疾病引起的类似营养缺乏病体征。

三、社会营养监测

（一）营养监测的概述

1. 营养监测定义　WHO、FAO 和联合国儿童基金会专家联席会议认为社会营养监测的定义是："营养监测就是对社会人群进行连续的动态观察，以便做出改善居民营养的决定"。其目的是针对营养问题制定计划和分析已制定的政策和计划产生的影响，并预测其发展趋势。

2. 社会营养监测与营养调查的区别　营养调查侧重用自然科学手段调查研究以个体为基础的人群摄取食物情况和人体营养水平，可以说是微观人群营养状况的了解分析；营养监测侧重于从环境和社会经济条件方面调查研究人群的营养状况，是宏观信息分析和社会营养措施的制定与推行工作。

（二）营养监测常用指标

主要指标有地区经济、医疗保健及人群营养等 3 个方面的指标。

1. 经济指标

（1）恩格尔（Engel）指数：即食物支出占家庭全部生活费的比重（%）。它是衡量一个国家或地区居民消费水平的标志，是反映贫困富裕的指标。

恩格尔指数＝用于食品开支 ÷ 家庭总收入 ×100%

FAO 用恩格尔指数划分贫富的标准是：＞60% 为贫困，50%～59% 为勉强度日，40%～49% 为小康水平，30%～39% 为富裕，＜30% 为最富裕。此项调查资料主要来自国家或当地统计局和计经委。

（2）收入弹性：收入弹性＝食物购买力增长（%）÷ 收入增长（%）。收入弹性指标在落后地区相当于 0.7～0.9，即如果收入增长 10%，用于购买食品的增长率增加 7%～9%。该项指标资料来源同上。

（3）人均收入及人均收入增长率：人均收入＝实际收入 ÷ 家庭人口数，人均收入增长率（%）=[（第 2 年度人均收入—第 1 年度人均收入）÷ 第 1 年度人均收入]×100%。

2. 医疗保健

除营养调查中所述各项外，其他可应用指标有新生儿死亡率；早期新生儿死亡率；围产期新生儿死亡率（妊娠 28 周后死胎及早期新生儿死亡率总和）；婴儿母乳喂养率；新生儿体重；儿童发育情况；居民平均预期寿命；慢性病人年度变化。

3. 人群营养指标

包括营养调查指标，食物平衡表，人均动物性食品增长率或销售额，谷类食物热能、动物性食品热能占膳食热能比值等指标。

小结

人要健康长寿，合理营养是关键，合理的膳食结构是实现合理营养的基本保障。中国居民膳食指南起到指导教育人们采用平衡膳食，达到合理营养的作用，而平衡膳食宝塔则形象直观描述营养膳食的基本内容。营养调查可以作为判断膳食结构是否合理和营养状况是否良好的重要手段。社会营养监测从宏观角度调查研究人群的营养状况，对社会营养措施的制定与推行起到指导性的作用。

 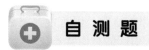

自 测 题

一、名词解释

1. 合理营养

2. 膳食结构

二、填空题

1. 人们常见膳食结构种类有：_____、_____、_____。

2. 全面营养调查包括_____、_____、_____。

三、选择题

1. 关于合理营养的卫生要求，下列哪项不正确
（　　）

A. 满足机体能量和营养素的需求

B. 食物符合食品卫生的要求

C. 科学的加工烹调方法

D. 合理的膳食制度

E. 以上都不对

2. "早餐要吃得像皇帝一样"这句话主要说明
（　　）

A. 早餐要吃得好　　B. 早餐要吃得快

C. 早餐要吃得少　　D. 早餐要吃得多

E. 早餐要吃得饱

3. 目前比较合理的膳食结构模式是（　　）

A. 以植物性食物为主的膳食结构

B. 以动、植物性食物平衡的膳食结构

C. 以动物性食物为主的膳食结构

D. 以牛奶为主的膳食结构

E. 地中海膳食结构

4. 一般人群膳食指南适合于（　　）岁以上的正

常人群

A. 2　　　　　　　　　　B. 3

C. 6　　　　　　　　　　D. 12

E. 15

5. 一般人群膳食指南中建议成年男性一天的饮用酒的酒精量不超过（　　）

A. 15g　　　　　　　　　B. 18g

C. 20g　　　　　　　　　D. 25g

E. 30g

6. 平衡膳食宝塔建议每人每日食盐用量不宜超过（　　）

A. 3g　　　　　　　　　 B. 6g

C. 10g　　　　　　　　　D. 15g

E. 20g

7. 中国居民平衡膳食宝塔建议，成人每天奶类及奶制品摄入量应达到（　　）

A. 100ml　　　　　　　　B. 300ml

C. 500ml　　　　　　　　D. 1000ml

E. 1500ml

8. 中国营养学会提出的平衡膳食宝塔是一个（　　）

A. 每天必须严格摄入的食物量

B. 理想的一日食谱

C. 食物分类的概念

D. 比较理想的膳食模式

E. 膳食中营养素的适宜摄入量

9. 某人一日三餐的能量分配为早餐 30%、午餐 20%、晚餐 50%，评价为（　　）

A. 三餐分配合理

B. 早餐摄入不足，午餐过少，晚餐过多

C. 早餐摄入合理，午餐过多，晚餐过多

D. 早餐摄入合理，午餐过少，晚餐过多

E. 早餐摄入较少，午餐过多，晚餐不足

10. 门诊患者膳食调查常用的方法是（　　）

A. 记账法　　　　　　　 B. 询问法

C. 称重法　　　　　　　 D. 查帐法

E. 化学分析法

11. 成年女子，身高 160cm，体重 68kg，其体质指数（BMI）约为（　　）

A. 18　　　　　　　　　 B. 20

C. 22　　　　　　　　　 D. 24

E. 26

12. 恩格尔（Engel）指数是衡量一个国家或地区居民消费水平的标志，下列的判断哪些是正确的（　　）

A. 恩格尔（Engel）指数在 60% 以上者为最富裕

B. 恩格尔（Engel）指数在 50% ～ 59% 以上者为小康水平

C. 恩格尔（Engel）指数在 40% ～ 49% 以上者为勉强度日

D. 恩格尔（Engel）指数在 30% ～ 39% 以上者为富裕

E. 恩格尔（Engel）指数在 30% 以下者为计算错误

四、简答题

1. 试述合理营养的卫生要求。

2. 应用平衡膳食宝塔为自己选择一天的食物。

6

第6章　食品安全与食品科学

食品安全问题随着社会经济的发展和人民生活水平的提高已成为重大的社会问题，我国"十三五"规划中明确提出要"实施食品安全战略，形成严密高效、社会共治的食品安全治理体系，让人民群众吃的放心"。安全食品主要包括无公害农产品、绿色食品、有机食品。无公害食品是来自规范农业生产的产品，绿色食品是出自最佳生态环境的产品，有机食品是来自有机农业生产的产品；无公害食品和绿色食品非常注重生产环境和产品的检测结果。而有机食品更强调生产全过程的管理。同时，运用现代科学技术可以加工生产出符合人们意愿的各种食品，如保健食品、强化食品和转基因食品。

第1节　无公害农产品、绿色食品、有机食品

案例6-1

刘大妈听人说绿色食品对健康有益，因此在购买果蔬类食品时专门选购绿色的蔬菜和绿皮的水果，小孙子想吃草莓、橘子、樱桃等水果，刘大妈觉得这些食物不是绿色的，然后就改买杨桃、青葡萄、青苹果等让孙子吃，说多吃这些绿色的食物对身体好。

问题：1. 刘大妈的做法科学吗？
2. 绿色食品的内涵是什么？

无公害农产品、绿色食品和有机食品是目前农产品认证的主要类型。这些食品由于生产标准不同，产品质量也不同。

一、无公害农产品

1. 无公害农产品的概念　指有毒有害物质控制在安全允许范围内，符合《无公害农产品标准》的农产品，或以此为主要原料并按无公害农产品生产技术操作规程加工的农产品。

2. 无公害农产品的基本要求　无公害农产品具有安全性、优质性和高附加值三个明显特征，其基本要求如下：

(1) 产地生态环境质量必须经过省级农业环境监测机构的评估达到农产品安全生产要求。

(2) 必须按照无公害农产品管理部门规定的生产方式进行生产。包括耕地净化、品种优选、无害化栽培等。

(3) 产品必须对人体安全，符合有关卫生标准。

(4) 必须取得无公害农产品管理部门颁发的标志或证书。

(5) 使用无公害农产品标志。

因此,无公害农产品可以概括为无污染、安全、优质、有营养并通过管理部门认证的食品,严格来讲,无公害是对食品的一种基本要求。

3. 无公害农产品的质量标准　无公害农产品执行的是国家质检总局发布的强制性标准及农业部发布的行业标准。产品标准、环境标准和生产资料使用准则为强制性国家或行业标准,生产操作规程为推荐性行业标准。目前,我国已发布了《无公害蔬菜安全要求》《无公害蔬菜产地环境要求》《无公害水果安全要求》《无公害水果产地环境要求》《无公害畜禽肉产品安全要求》《无公害畜禽肉产品产地环境要求》《无公害水产品安全要求》《无公害水产品产地环境要求》4 类农产品的 8 项强制性国家标准。

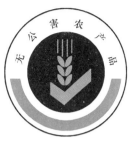

图 6-1　无公害农产品

4. 无公害农产品的标志　无公害农产品执行全国统一的标志见图 6-1。

二、绿 色 食 品

1. 绿色食品的概念　是指遵循可持续发展的原则,按照特定生产方式生产,经中国绿色食品发展中心认定,许可使用绿色食品商标标志的无污染、安全、优质的营养类食品。绿色食品分为 A 级和 AA 级两种。

A 级绿色食品:指在生态环境质量符合规定标准的产地,生产过程中允许限量使用限定的化学合成物质,按特定的生产操作规程生产、加工,产品质量及包装经检测、检查符合特定标准,并经专门机构认定,许可使用 A 级绿色食品标志的产品。

AA 级绿色食品:指在生产过程中不使用化学合成的农药、肥料、食品添加剂、饲料添加剂、兽药及有害环境和人体健康的生产资料,而是通过使用有机肥、种植绿肥、作物轮作、生物或物理方法等技术,培肥土壤、控制病虫草害、保护或提高产品品质。产品质量及包装经检测符合特定标准,并经专门机构认定,许可使用 AA 级绿色食品标志的产品。

2. 绿色食品的基本要求　绿色食品作为无污染、安全、优质的营养食品,必须满足以下基本要求:

(1) 产品或产品原料的产地必须符合绿色食品的生态环境质量标准。

(2) 农作物种植、畜禽饲养、水产养殖及食品加工必须符合绿色食品的生产操作规程。

(3) 产品必须符合绿色食品的质量和卫生标准。

(4) 产品的包装、贮运必须符合绿色食品包装贮运标准。

3. 绿色食品的质量标准　绿色食品标准包括产地环境质量标准、生产技术标准、产品质量和卫生标准、包装标准、储藏和运输标准以及其他相关标准,它们构成了绿色食品完整的质量控制标准体系。

产地环境质量标准规定了产地的空气质量标准、农田灌溉水质标准、渔业水质标准、畜禽养殖用水标准和土壤环境质量标准等。

生产技术标准是绿色食品标准体系的核心,它包括绿色食品生产资料使用准则和绿色食品生产技术操作规程两个部分。绿色食品生产资料使用准则是对生产绿色食品过程中物质投入的一个原则性规定,它包括生产绿色食品的农药、肥料、食品添加剂、饲料添加剂、兽药和水产养殖药的使用准则,对允许、限制和禁止使用的生产资料及其使用方法、使用剂量等做出了明确规定。绿色食品生产技术操作规程是以上述准则为依据而制定的,用于指导绿色食品生产活动,规范绿色食品生产技术的技术规定,包括农产品种植、畜禽饲养、水产养殖等技术操作规程。

产品标准是衡量绿色食品最终产品质量的指标尺度。其卫生品质要求高于国家现行标准，主要表现在对农药残留和重金属的检测项目种类多、指标严。而且，使用的主要原料必须是来自绿色食品产地的、按绿色食品生产技术操作规程生产出来的产品。

包装标准规定了包装材料选用的范围、种类，包装上的标识内容等。要求产品包装从原料、产品制造、使用、回收和废弃的整个过程都应有利于食品安全和环境保护，包括包装材料的安全、牢固性，节省资源、能源，减少或避免废弃物产生，易回收循环利用，可降解等具体要求和内容。绿色食品产品标签，除要求符合国家《食品标签通用标准》外，还要求符合《中国绿色食品商标标志设计使用规范手册》规定。

贮藏和运输标准对绿色食品贮运的条件、方法、时间做出规定。以保证绿色食品在贮运过程中不遭受污染、不改变品质，并有利于环保、节能。

绿色食品其他相关标准。包括"绿色食品生产资料"认定标准、"绿色食品生产基地"认定标准等。

4. 绿色食品的标志 为了与一般食品区别开，绿色食品由统一标志来标识。绿色食品标志是由中国绿色食品发展中心在国家工商行政管理局正式注册的质量证明商标。绿色食品标志由特定的图形来表示见图6-2。

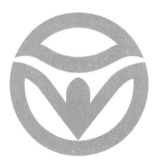 

A级绿色食品标志　　　　　　　　　　AA级绿色食品标志

图6-2　绿色食品标志

三、有机食品

1. 有机食品的概念 是国际上对无污染天然食品的统称，也叫生态或生物食品。有机食品来自于有机农业生产体系，根据国际有机农业生产要求和相应的标准生产加工。

2. 有机食品的基本要求

（1）有机食品生产的基本要求：生产基地在最近三年内未使用过农药、化肥等违禁物质；种子或种苗来自自然界，未经基因工程技术改造过；生产单位需建立长期的土地培肥、植保、作物轮作和畜禽养殖计划；生产基地无水土流失及其他环境问题；作物在收获、清洁、干燥、贮存和运输过程中未受化学物质的污染；从常规种植向有机种植转换需两年以上转换期，新垦荒地例外；生产全过程必须有完整的记录档案。

（2）有机食品加工的基本要求：原料必须是自己获得颁证的有机产品或野生无污染的天然产品；已获得有机认证的原料在终产品中所占的比例不得少于95%；只使用天然的调料、色素和香料等辅助原料，不用人工合成的添加剂；有机食品在生产、加工、贮存和运输过程中应避免化学物质的污染；加工过程必须有完整的档案记录，包括相应的票据。

3. 有机食品的质量标准 有机农产品执行的是国际有机农业运动联盟（IFOAM）的"有机农业和产品加工基本标准"，由于有机农产品在我国尚未形成消费群体，产品主要用于出口，虽然我国也发布了一些有机农产品的行业标准，但我国的有机农产品执行的标准主要是出口国要求的标准。目前，欧盟、美国、日本、澳大利亚、加拿大、墨西哥、阿根廷、韩国等都已制定了有机农业及产品生产、加工准则性的标准。有机农产品的标准集中在生产加工和储运技术条件方面，无环境和产品质量标准。

4. 有机食品的标志　有机农产品在全球范围内无统一标志，各国标志呈现多样化。我国有机食品的标志见图 6-3。

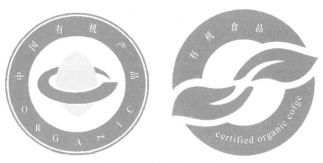

图 6-3　有机食品标志

 链接

有机食品五要素

1. 原料必须来自有机农业生产体系，或采用有机方式采集的野生天然产品。
2. 严格遵循有机食品的生产、加工、包装贮藏和运输标准。
3. 有完善的质量跟踪审查体系和完整的生产及销售记录档案。
4. 生产活动不污染环境、不破坏生态。
5. 必须通过合法的有机认证机构的认证。

第 2 节　强化食品、保健食品、转基因食品

案例 6-2

小芳，独生女，家境不错，全家视其为掌上明珠。家人经常给她吃冬虫夏草、人参、沙参等各种补品和增高长智的口服液，还每周两三次用鸡、鸭等炖药膳给她吃，小芳因此"长"得很滋润，可家人慢慢发现还未满 7 岁的小芳，胸部开始隆起，最糟糕的是，月经也随即来潮，全家开始慌了，带她到医院检查后发现小芳得了性早熟。

问题：1. 造成小芳性早熟的原因是什么？

　　　2. 如何防止饮食不当引起儿童性早熟？

社会经济发展和科技进步极大改善了人们的饮食文化和膳食结构，人们对食品质和量的要求越来越高。为满足人们对食品的高要求，相继开发出了强化食品、保健食品和转基因食品。这三类食品的生产、加工、适用人群和安全管理均不相同。强化食品营养价值高，能满足不同人群需要；保健食品可以促进特定人群的健康；转基因食品具有优良品质和高产等优势，能满足人类日益增长的饮食需要。

一、强化食品

1. 强化食品的概念　根据不同人群的营养需要，向食品中添加一种或多种营养素或者某些天然食物成分以提高食品营养价值，这样加工出来的食品，就称之为强化食品。

2. 强化食品的功能

（1）弥补天然食物的营养缺陷：天然食物往往不能完全满足人体对各种营养素的需求，增补天然食物缺少的营养素，可有效提高食品的营养价值，改善人们的健康水平。如在粮谷类食品中添加氨基酸和多种维生素。

（2）补充加工贮运过程中损失的营养素：食品在加工贮运过程中受到机械、化学、生物等因素影响，可引起部分营养素的损失。如粮食磨粉会造成多种维生素的损失、罐头加工会造成许多对热敏感的维生素损失、烤面包和饼干时赖氨酸等必需氨基酸有大量损失、新鲜果蔬贮运过程中常有维生素 C 的损失。而通过食品的营养强化方式，可以补充加工贮运过程中营养素的损失。

（3）简化膳食处理，方便摄入：由于单一食物的营养缺陷，人们需同时进食多种食物。如在乳制品中强化多种维生素和矿物质等，对满足婴儿的营养需要特别有帮助。

（4）满足特定人群的营养需要：不同年龄、性别、职业及处于不同生理、病理状况的人群所需要的营养有差异，对食品进行不同的营养强化可分别满足各类人群的营养需要。如为行军作战的军人提供的压缩饼干等。

（5）预防营养不良：强化食品可以改善人群的营养状况。如食用碘盐可大大降低地方性甲状腺肿的发病率。

3. 食品营养强化的基本要求

（1）有明确的针对性：进行食品营养强化必须根据本国或本地区实际情况，有针对性地选择需要进行强化的食品载体及强化剂的种类和数量。

（2）符合营养学原理：人体所需各种营养素在数量之间有一定的比例关系，应注意保持各营养素之间的平衡。添加的营养素不仅数量要科学合理，还应尽量选用易被机体吸收利用的物质，即生物利用率高的品种。

（3）符合国家的卫生标准：食品营养强化剂的使用应符合相应的国家标准，以免对人体健康产生危害。

（4）保持食品原有感官性状：食品强化的过程，不应损害食品的原有感官性状而影响消费者的接受性。

（5）保证强化剂的保存率：采用添加稳定剂、改善强化工艺条件和储藏条件等措施减少营养强化剂在生产过程中遇光、热和氧等引起的分解和破坏。

（6）经济合理、有利于推广：食品的营养强化需要增加一定的生产成本，但应注意不宜过多提高价格，以适应消费者的要求和便于推广。

4. 强化食品的管理　随着社会的发展，我国强化食品的种类和覆盖范围也在不断扩大，因此，必须加强对强化食品的管理。中华人民共和国国家卫生和计划生育委员会修订的《食品营养强化剂使用标准》（GB14880-2012）和《食品添加剂使用标准》（GB 2760-2014）中规定了营养强化剂种类、品种、使用范围和最大使用量等，使用营养强化剂必须符合这些标准要求。载体食品的原有成分中含有的营养素，其含量达到营养强化剂最低标准 1 / 2 者，不得进行强化。生产强化食品，必须经省、自治区、直辖市食品卫生监督检验机构批准才能销售，并在该类食品标签上标注强化剂的名称和含量，在保存期内不得低于标注含量。进口食品中的营养强化剂必须符合我国规定的卫生标准。不符合标准的，需报卫生部批准后方可进口。

二、保健食品

1. 保健食品的概念　我国于 2005 年 7 月 1 日实施《保健食品注册管理办法（试行）》，其中对保健食品进行了严格定义：保健食品是指声称具有特定保健功能或者以补充维生素、矿物质为目的的食品。即适宜于特定人群食用，具有调节机体功能，不以治疗疾病为目的，并且对人体不产生任何急性、亚急性或者慢性危害的食品。

保健食品是食品而不是药品，它具有明确的保健功能但不具备药效，不能用于治疗疾病；保健食品也不同于一般的食品，它只适用于某些特定人群，并非普通男女老少都可以食用。

2. 保健食品的功能　不同的保健食品由于产品原料和所含功效成分不同，其保健功能也不相同。我国 2003 年 5 月 1 日起实施的《保健食品检验与评审技术规范》规定保健食品的申报功能为以下 27 项：增强免疫力功能、辅助降血脂功能、辅助降血糖功能、抗氧化功能、辅助改善记忆功能、缓解视疲劳功能、促进排铅功能、清咽功能、辅助降血压功能、改善睡眠功能、促进泌乳功能、缓解体力疲劳功能、提高缺氧耐受力功能、对辐射危害有辅助保护功能、减肥功能、改善生长发育功能、增加骨密度功能、改善营养性贫血功能、对化学性肝损伤有辅助保护功能、祛痤疮功能、祛黄褐斑功能、改善皮肤水份功能、改善皮肤油份功能、调节肠道菌群功能、促进消化功能、通便功能、对胃黏膜有辅助保护功能。

3. 保健食品的基本要求

（1）经必要的动物和（或）人群功能试验，证明其具有明确、稳定的保健作用。

（2）各种原料及其产品必须符合食品卫生要求，对人体不产生任何急性、亚急性或慢性危害。

（3）配方的组成及用量必须具有科学依据，具有明确的功效成分。如在现有技术条件下不能明确功能成分，应确定与保健功能有关的主要原料名称。

（4）标签、说明书及广告不得宣传疗效作用。

4. 保健食品的管理　凡是申报新的保健食品均应按国家《保健食品管理办法》审批。同一配方的保健食品，申报和审批功能不超过 2 项。不再受理已获《保健食品批准证书》的保健食品增补功能的申请。对于进口保健食品转境内生产必须提交相关的政府文件、证书以及根据《保健食品管理办法》规定必须提交的保健食品生产审查材料。若产品原料、配方、生产工艺和质量标准中的任何一项有改变时，必须作为另一种新的保健食品，按国产保健食品申报的程序和要求重新申报。

制定出每种保健产品的严格和科学的质量标准，依标准检验，合格者方可出厂上市；并对产品的包装材料、标识、说明书进行检查，不合格者不得使用。

三、转基因食品

1. 转基因食品的概念　通过基因工程技术将一种或几种外源性基因转移至某种特定生物体内，并使其有效地表达出相应的产物（多肽或蛋白质），这样的生物体作为食品或以其为原料加工生产的食品就是转基因食品。

世界上最早的转基因植物（烟草）于 1983 年诞生，第一种延熟型的转基因西红柿于 1994 年在美国获准上市，之后转基因食品的研发迅猛发展，许多国家在此领域进行研发，产品种类及产量快速增长，20 世纪 80 年代初，我国也逐步开始了对转基因食品的研究，并且取得了一定的成果。进入 21 世纪，转基因食品得到了更多的发展，但与此同时人们对转基因食品的安全性也产生了种种疑惑。转基因作为一种新兴的生物技术手段，它的安全

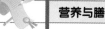

性成为人们关注的焦点。

2. 转基因食品的优点

（1）提高作物产量：病虫害和干旱是造成农作物减产的主要原因，利用基因工程技术将多种抗病毒、抗虫害、抗干旱的基因导入农作物体内，增强作物抗虫害、抗病毒等的能力，大大提高了产量。

（2）降低生产成本：通过转移与控制成熟期有关的基因可以使转基因生物成熟期延迟或提前，摆脱季节、气候的影响，节省了生产成本。如转基因西红柿，成熟速度慢，不易腐烂，好储存，可减少加工生产及运输中的浪费。

（3）减少环境污染：通过转基因作用可以使作物不再被害虫侵害，从而减少了农药的使用，减少了环境污染，使环境更安全。

（4）延长农产品保鲜期：转基因工程技术可提高农产品的耐储性，延长保鲜期。比如，在普通的西红柿里加入一种在北极生长的海鱼抗冻基因，就能使它在冬天保存更长的时间。

（5）改善食品的口味和品质：转基因技术可以取代传统的食品添加剂来改变食品的口味，甚至可以增加营养成分和防腐功能。如利用外源基因导入或基因替换技术可以改善牛奶的成分，生产特定人群的食用牛奶。

3. 转基因食品的安全性　目前对转基因作物的安全性主要从以下两个方面进行评价：一方面是环境安全性，另一方面是食品安全性。

（1）环境安全性：转基因作物插入的基因是否会漂移到其他植物中从而影响生态环境，破坏自然界的生态平衡。如转基因作物演变成农田杂草的可能性；基因漂流到近缘野生物种的可能性。

（2）食品安全性：各国科学家做了大量的研究，但现在还没有足够的证据证明转基因食品对人体健康产生危害。不过，转基因食品毕竟不是传统食品，它的安全性还有待进一步的研究和时间上的验证。如转基因是否会引起过敏反应，转基因食品携带的抗生素基因会不会使病原微生物产生耐药性等问题，目前仍在研究中。

4. 转基因食品的安全管理　国际食品法典委员会（CAC）于 2003 年通过了有关转基因植物安全检测的标准性文件 CAC/GL 45-2003《重组 DNA 植物及其食品安全性评价指南》。目前，国际上都是遵循该指南对转基因食品进行食用安全的评价，该指南已经成为国际标准。许多国家都有专门的部门负责转基因食品的安全评价，都有一整套评价转基因食品安全性的程序和方法。转基因食品在走进市场前是进行过严格的安全评价的，比以往任何一种食品的安全评价都要全面和严格，到目前为止，未发现已批准上市的转基因食品对人体健康有任何不良的影响。

我国对转基因生物的实验、研究、生产都有一套严格的管理规章制度。一是对转基因粮食作物研发管理严格；二是要按国际通行的规则对转基因粮食作物产品进行安全评价；三是标识管理。

小结

安全食品主要包括无公害农产品、绿色食品、有机食品。这三类食品像一个金字塔，塔基是无公害农产品，中间是绿色食品，塔尖是有机食品，越往上要求越严格，也越有益于健康。

强化食品可以预防大规模人群营养缺乏病的发生；保健食品具有调节机体功能的保健作用，适宜于特定人群食用；转基因食品可以满足人类日益增长的饮食需要。这三类产品均有严格的食品安全监督管理制度，同时又都有不同的适用人群和基本要求。

自 测 题

一、名词解释

1. 无公害农产品

2. 绿色食品

3. 有机食品

4. 强化水平

5. 保健食品

6. 转基因食品

二、填空题

1. 安全食品包括_____、_____ 和_____。

2. 绿色食品根据其生产过程可分为_____和_____两种。

3. _____是国际上对无污染天然食品的统称。

三、选择题

1. 无公害农产品具有的三个明显特征是（   ）

　　A. 无农药、无化肥、无毒性

　　B. 安全性、优质性和高附加值

　　C. 色、香、味俱全

　　D. 低糖、低脂、低蛋白

　　E. 产量低、成本高、价格高

2. 以下关于绿色食品的描述错误的是（   ）

　　A. 食品外观呈绿色

　　B. 许可使用绿色食品商标标志

　　C. 绿色食品分 A 级和 AA 级两种

　　D. 经中国绿色食品发展中心认定

　　E. 无污染的安全食品

3. 有机食品生产的基本要求（   ）

　　A. 生产基地在最近三年内未使用过农药、化肥

　　B. 种子未经基因工程技术改造过

　　C. 生产基地无水土流失等环境问题

　　D. 生产全过程必须有完整的记录档案

　　E. 以上全是

4. 以下哪项非强化食品具有的功能（   ）

　　A. 弥补天然食物的营养缺陷

　　B. 补充加工贮运过程中损失的营养素

　　C. 可满足特定人群的营养需要

　　D. 可治疗慢性病

　　E. 预防营养不良

5. 对于同一配方的保健食品，申报和审批功能不得超过（   ）

　　A. 2 项　　　　　　　　　B. 3 项

　　C. 4 项　　　　　　　　　D. 5 项

　　E. 6 项

6. 下列哪项不是转基因食品的优点（   ）

　　A. 提高作物产量　　　　　B. 降低生产成本

　　C. 促进农田杂草生长　　　D. 延长农产品保鲜期

　　E. 改善食品的口味和品质

四、简答题

1. 强化食品与保健食品的区别。

2. 转基因食品的优点和安全性。

第7章 医院膳食

膳食治疗是疾病临床治疗中的重要组成部分，通过合理营养可改善患者的代谢，增强机体的抵抗力，减少并发症，达到促进疾病康复的目的。医院膳食是患者获取营养的主要途径。它是根据人体的基本营养需要和各种疾病的治疗需要而制订的医院患者膳食。医院膳食的种类很多，根据患者的病情及其治疗需要可以分为基本膳食、治疗膳食和诊断试验膳食。

第1节 基本膳食

 案例 7-1

李老伯，61岁，主诉上腹部不适、疼痛或胀满、食欲不振、厌食、消瘦而就医。临床诊断为胃癌，需要进行手术治疗，住院后手术很成功，李老伯和家人都很高兴，术后72小时（排气后），家人给他端来了他最爱吃的肉馅馄饨，李老伯刚吃几口就觉得上腹部剧烈疼痛，所以他不敢再吃东西，家人很担心。

问题：1. 李老伯不吃东西对疾病的恢复会有影响吗？

2. 作为一名护士如何对李老伯及其家属进行术后饮食方面的健康教育，消除其顾虑，促进老人疾病的康复？

一、概　　念

基本膳食是根据不同疾病的生理和病理需要，改变食物烹调方法或食物质地而配制的膳食，是住院患者常用的一类膳食，也是使用范围最广泛的一类膳食。

二、种　　类

基本膳食按质地及烹调方法可以分为普通膳食、软食、半流质膳食和流质膳食四种。

（一）普通膳食

1. 特点　简称普食，是医院膳食的基础。普食与正常人平时所用膳食基本相同，其中能量和各种营养素均应充分供给，达到平衡膳食的要求。每日供应早、中、晚三餐。住院患者中采用普食的患者比例最大，大多数治疗膳食都是在普食的基础上演化而来的。

2. 适用对象　消化功能正常，无发热，咀嚼吞咽功能正常，无需任何膳食限制的各类患者。

3. 膳食原则与要求

（1）保证供给平衡膳食，满足机体的营养需求。

（2）每日供给的食物中应包括谷类、蔬菜和水果、豆制品和奶类以及肉、蛋、奶、鱼等动物性食品和少量的油脂类。

（3）每日膳食中提供的能量和营养素要求达到或接近中国营养学会建议的推荐摄入量或适宜摄入量标准，三餐能量分配通常为早餐 25%～30%，中餐 40%，晚餐 30%～35%。

（4）食物烹调应科学合理，既要有良好的色、香、味以增进食欲，又要尽量减少营养素损失。饮食宜清淡，尽量少用各种刺激性食物、油炸食物及熏烤食物。

4. 配膳应注意的问题

（1）食谱制定和操作要照顾民族风俗、地域习惯的特殊性。

（2）了解患者的食物过敏史，如鱼虾类、黄花菜类等。

（3）应选择常用的食物和百姓知晓的食物，新资源食物应用要谨慎。

（4）考虑患者实际的经济状况，注意成本核算。

5. 普食食谱举例

早餐：稀饭（大米 50g），馒头（标准粉 100g），卤鸡蛋（鸡蛋 50g）。

午餐：米饭（大米 150g），芹菜肉丝（猪肉 50g、芹菜 100g），炒猪肝（猪肝 50g、青椒 100g、香菇 10g），番茄豆腐汤（番茄 100g、豆腐 50g），盐 3g，植物油 15g。

晚餐：米饭（大米 150g），清蒸鱼（鱼 100g），素炒土豆丝（土豆 100g），菠菜汤（菠菜 200g），油 15g，盐 3g，苹果 200g。

（二）软食

1. 特点　软食也称软饭，是一种质软、容易咀嚼，比普食易消化的膳食，常作为普食到半流质膳食的过渡饮食，每日供应 3～5 餐。

2. 适用对象　软食主要适用于低热、咀嚼或吞咽不便、消化不良、消化道手术恢复期患者、幼儿和老人。

3. 膳食原则与要求

（1）供给易消化、便咀嚼的食物，并且要保证营养素的含量不低于普食。如有需要可以长期使用。

（2）食物种类选择和普食类似，每日除三餐外，可以另加一餐牛奶或点心。

（3）食物加工烹调要细、软、烂，可以多用蒸、煮等烹调方法。不用生冷食物和含粗纤维多的食物以及坚果类食物，忌用强烈刺激性的调味品，清淡少盐、少油腻。

（4）因软食中蔬菜及肉类均需切碎煮烂，长期采用软饭会引起水溶性维生素的缺乏，故应注意补充新鲜的果汁、菜汁、番茄汁等富含维生素 C 的食物或饮料。

4. 配膳应注意的问题

（1）可用的食物

主食：软米饭、大米粥、面条、面片、馄饨及各种面食。

肉类：需选择肌纤维较短的肉类，如兔肉、鱼虾、鸡肉等，可将肉切成小块焖烂或做成肉丸、肉末等食用。

蛋类：炒鸡蛋、煮鸡蛋、蒸蛋羹、荷包蛋等。

蔬菜：选择粗纤维较少的蔬菜，可采用瓜茄类如南瓜、冬瓜、茄子、嫩菜叶如花菜、嫩豌豆角、胡萝卜、马铃薯等，通常要切细煮软。

水果：水果应去皮，香蕉、柑橘、苹果、梨、桃、杏等均可食用，可切碎做成泥或榨成果汁。

豆类：豆腐、豆浆、豆腐脑等。

奶类：牛奶、酸奶等。

（2）禁用食物：生冷及含粗纤维多的蔬菜，如豆芽、芹菜、韭菜；坚果类，如花生米、核桃、杏仁、榛子等均不可食，制成花生酱、杏仁酪、核桃酪可食；整粒豆不易咀嚼和消化不可食，磨成豆浆或做成豆腐可食；强烈刺激性调味品不可用，如辣椒粉、芥末、胡椒、咖喱等；油煎炸的食物，如油条、炸牛排等。

5. 软食食谱举例

早餐：甜豆浆（豆浆 250g、糖 15g）、馒头（标准粉 50g）、稀饭（大米 50g）、蒸鸡蛋（鸡蛋 60g）

午餐：蒸烂饭（大米 150g）、肉丸白菜（猪肉 50g、小白菜 100g）、番茄豆腐汤（番茄 100g、豆腐 50g）

晚餐：猪肝菜花面（猪肝 50g、菜花 100g、标准粉 100g）、小肉包子（标准粉 50g、猪肉 25g）。

全日炒菜用油 25g，食盐 6g。

（三）半流质膳食

1. 特点 半流质膳食是介于软食与流质膳食之间的一种过渡饮食，是比较细软、易于消化吸收的呈半流体状态的食物。通常半流质膳食是将固体食物经由机器搅碎并含有汤汁，调制成不需或稍加咀嚼即可吞咽的饮食，通常采用限量、多餐次供给的形式。如有需要，可长期使用。

2. 适用对象 半流质饮食适用于体温较高；口腔或耳鼻喉手术后不能咀嚼或吞咽困难；有较严重的消化道疾患，如腹泻、消化不良患者；身体虚弱缺乏食欲；刚分娩后的产妇等。

3. 膳食原则与要求

（1）食物应细、软、碎，易于咀嚼吞咽，易消化吸收，呈半流体状态。

（2）注意食物品种应多样化，尽量使营养平衡。

（3）遵循少量多餐原则，一日供 5～6 餐，通常为 2～3 小时进餐一次。

（4）尽量使食物美味可口，以增进食欲。

4. 配膳应注意的问题

（1）可用的食物

主食：大米粥、挂面、细面条、面片、馄饨、软面包、馒头、藕粉、麦片粥、小米粥、蛋糕等。

肉类：用嫩瘦猪肉、鸡肉、鱼肉等制成的肉泥、丸子，烧鱼块、碎肝片等。

蛋类：蒸蛋羹、炒鸡蛋、咸蛋、蛋花等。

乳类：牛乳、羊乳、炼乳、冰激凌、奶油、黄油、奶酪、酸奶等。

豆类：豆腐、豆浆、豆腐脑、豆腐干、绿豆等。

水果及蔬菜：可用果汁、菜汁、碎菜叶等。

（2）不用或少用的食物：干豆类、油炸食物、大块的肉、熏鱼均不可食用；伤寒痢疾患者禁用含粗纤维多的蔬菜、水果、粗粮等；腹部手术后禁用胀气食物，如牛奶、豆类和过甜的食物；刚分娩后的产妇不可用硬而不易消化的食物和刺激性的调味品等。

5. 半流质膳食食谱举例

早餐：米粥（小米 50g）、蒸鸡蛋羹（鸡蛋 60g）。

加餐：牛奶 250g（加糖）、面包（标准粉 50g、白糖 15g）。

午餐：番茄猪肝面（标准粉 100 g、猪肝 50g、番茄 50g、油 10g）。

加餐：枣泥糊（大米 25g、红枣 20g、白糖 15g）。

晚餐：菜肉馄饨（标准粉 100g、青菜 50g、嫩瘦猪肉 50g、油 10g）。

（四）流质膳食

1. 特点 流质膳食也称流食，为液体状态的食物或在口中易于溶化为液体的食物。流质膳食比半流质膳食更易吞咽和消化，但其所供能量和营养素均不充足，故一般只限短期使用（1～2 天），若长期使用，可以选用匀浆膳等特殊流食。

2. 适用对象 流质膳食适用于高热；极度衰弱而无力咀嚼食物的急性重症患者；口腔手术、面颈部大手术后极度咀嚼吞咽困难的患者；消化道急性炎症、食管狭窄和食管癌患者等。

3. 膳食原则与要求

（1）所有食物皆需制成液体或进口即能溶化为液体，不含固体块或渣滓，容易咀嚼、吞咽、消化和吸收。

（2）少量多餐，每日 6～7 餐，每餐 200～250ml 为宜，如有特殊情况，按医嘱而定。在病情允许时可以给予少量易消化的脂肪，如奶油、黄油、花生油、芝麻油等，以增加食物中的热能。

（3）禁用有刺激性的食物及调味品。在一些特殊情况下，应注意食物的选择，如腹部手术后患者或痢疾患者，为避免胀气不宜给牛奶、豆浆及过甜的液体；喉部手术的患者，如扁桃体摘除术后应禁用过酸、过咸的饮料，以免刺激伤口引起疼痛；凡需用鼻管喂入的流质，应忌用蛋花汤、浓米汤，以免管道堵塞而造成不良后果。

4. 流质膳食分类

（1）普通流质：又称一般流质食物如米汤、各类米面糊、豆浆、嫩豆腐脑、蛋汤、牛奶、果汁、麦乳精、菜汁、各种肉汤、藕粉等，常用于肺炎、高热、甲状腺切除及一般术后患者。

（2）清流质：不含渣、不产气的液体食物，比其他流质膳食更清淡，可供给机体液体以及少量能量，以防身体脱水。适用于食管大手术前后及消化道、腹部手术后试餐时或急性腹泻病情缓解后、严重衰弱患者等。清流质饮食可用食物有米汤、稀藕粉、杏仁露、过滤的肉汤、果汁等，为防止腹部胀气，清流质饮食不用牛奶、豆浆、过甜的食物及一切易胀气的食物。

（3）浓流质：无渣较稠的食物，常用吸管吮吸，常用于口腔手术后患者，消化和吸收功能良好、需要管饲营养患者。浓流质可用食物有米面糊，奶粉冲麦乳精，较稠的藕粉、牛奶等。

（4）冷流质：常用于喉部手术后最初 1～2 天，如扁桃体切除患者、上消化道出血患者等。冷流质可用食物有冷牛奶、冷豆浆、冷蛋羹、冰激凌、冷米汤、冷藕粉等。注意不要用热食品、酸味食品及具有刺激性的食品，以防止由于刺激而引起伤口出血。

（5）不胀气流质：不胀气流质饮食忌用甜流质饮食以及牛奶、豆浆等产气食品，其余同流质饮食，主要适用于腹部手术后患者和痢疾患者等。

5. 可用的食物

谷类：稠米汤、藕粉、粥羹。	菜类：新鲜菜汁、菜汤。
水果：橘、橙、梨、苹果、葡萄等果汁。	
汤类：清炖鸡汤、肉汤、肝泥汤等。	蛋类：蛋花、蒸蛋羹。
奶类：牛奶、酸奶等。	豆类：豆浆、过滤绿豆汤等。

6. 普通流质膳食食谱举例

早餐：甜豆浆（豆浆 220g、白糖 20g）。

加餐：甜牛奶（牛奶 220g、白糖 20g）。

午餐：肉汤（猪肉 25g、盐 1g）。

加餐：甜麦乳精（麦乳精 20g、白糖 15 g）。

晚餐：鸡蛋汤（鸡蛋 50g、植物油 5g、盐 1g）。

加餐：甜藕粉（藕粉 20g、白糖 25g）。

链接

胃癌手术后一周的饮食建议

术后约 72 小时（排气后）开始进食清流质半量，术后第 4～5 天给全量清流食，第 5～6 天可给一般流食，第 7 天可进半量半流质，以后逐渐增加质和量。进食初期应注意饮食量，一般由一次 60ml，逐渐增至 100～200ml。由清流质逐渐过渡到少渣低糖半流质，再改为高蛋白半流质食，以后逐渐过渡到软食。食物应无刺激性，戒烟酒，宜多食含胡萝卜和维生素 C 丰富的水果蔬菜。烹调方式忌煎、炸，饮食方式应少量多餐。

第 2 节　治疗膳食

一、概　念

根据疾病的需要，在基本饮食的基础上增加或减少某些营养素，以达到治疗某种疾病的目的，这一类膳食称为治疗膳食。治疗膳食分为一般治疗膳食和特殊治疗膳食。

二、一般治疗膳食

（一）高能量膳食

1. 特点　此类膳食提供的能量高于正常能量供给标准，即成年轻体力活动男性每日能量摄入应大于 2400 kcal，成年轻体力活动女性每日能量摄入应大于 2100 kcal。能量供给应根据病情调整，如成年烧伤患者每日约为 4000 kcal 能量。

2. 适用对象　适用于需要较高能量的患者，如体重不足；慢性消耗性疾病如结核病、肿瘤、伤寒以及甲状腺功能亢进；严重烧伤、创伤的患者等。

3. 膳食原则和要求

（1）在平衡膳食的基础上，且在患者能耐受的情况下，鼓励患者适当增加进食量。

（2）增加餐次，在每日的正常三餐之外，可再给予 2～3 次的加餐，主要补充牛奶、点心、面包、藕粉、馒头、果酱等能量高的食物。

（3）摄入量的增加要考虑到患者的耐受性，应循序渐进，不可一次大量给予，防止造成胃肠功能紊乱。

（4）应控制膳食中胆固醇的摄入量，脂肪提供能量应占全天所需总能量的 30% 左右，以防止高脂血症。

（二）低能量膳食

1. 特点　成人每日能量供给量比平日减少 500 ～ 1000kcal，减少量视患者情况而定，但每日总能量摄入不宜低于 800 ～ 1000kcal。

2. 适用对象　适用于需要减轻体重者，如单纯性肥胖症；为了控制病情必须减少机体代谢方面的负担，如糖尿病、高脂血症、高血压、冠心病等患者。

3. 膳食原则和要求

（1）营养要平衡，在限制能量的基础上，适当选用含脂肪量低的高蛋白食物，蛋白质供给应充足，每日不少于 1g/kg 体重。限制脂肪的摄入，尤其是动物性脂肪和胆固醇。糖类供给的能量约占全天所需总能量的 50%。

（2）为了减轻患者的饥饿感，在食物的选择上应注意多选用体积大、能量低的蔬菜、水果及薯类，如芹菜、南瓜等。

（3）各种维生素、无机盐的供给要充足。

（三）高蛋白膳食

1. 特点　提高每日膳食中蛋白质的含量，在保证能量供给充足的基础上，供给蛋白质按体重计为每日 1.5 ～ 2g/kg。每日膳食中供应的蛋白质总量不少于 90 ～ 100g，不超过 120g。

2. 适用对象　各种原因引起的营养不良、贫血和低蛋白血症；代谢亢进性疾病和慢性消耗性疾病，如甲状腺功能亢进、结核病、肝硬化腹水、肿瘤等；重度感染性疾病，如严重烧伤、创伤及大手术前后等患者。

3. 膳食原则和要求

（1）在能量供给充足的基础上，增加膳食中蛋白质的摄入量，其中由肉、蛋、奶、鱼、大豆及其制品等提供的优质蛋白质应占到蛋白质总量的 50% 以上。

（2）糖类供给应足够，提供的能量占全天所需总能量的比例不低于 50%，以保证蛋白质的充分利用。另外，无机盐和维生素的供给也应充足。

（3）原则上一日三餐，老年人、幼儿以及食欲差、胃肠功能差的患者增加蛋白质要少量多次、可以适当加餐。可采用午餐、晚餐中各加一个荤菜或在两餐之间添加牛奶、鸡蛋、豆浆等高蛋白食物的方法增加蛋白质的摄入。

（四）低蛋白膳食

1. 特点　低蛋白膳食要比正常膳食中蛋白质含量低，以减少体内含氮代谢物生成，减轻肝、肾负担。蛋白质供给量为每日 0.5g/kg 体重，应根据病情随时调整，一般每天蛋白质供给总量为 20 ～ 40g。

2. 适用对象　肾脏疾病，如急性肾炎、肾功能不全、肾病综合征、肾衰竭等；肝脏疾病，如肝功能衰竭及肝性脑病等患者。

3. 膳食原则和要求

（1）在控制蛋白质摄入量前提下，应尽量选用含优质蛋白质的食物，如瘦肉、蛋、乳类等食品，以保证必需氨基酸的摄入。

（2）能量供应要充足，应主要由糖类来提供能量。可以采用麦淀粉及蛋白质含量低的薯类如马铃薯、红薯、芋头等作为部分主食提供能量；供给充足的蔬菜、水果以保证无机盐和维生素的足量摄入。

（3）急性肾炎患者除低蛋白饮食外，还应限制钠盐的摄入。

（五）低脂肪膳食

1. 特点　控制膳食中脂肪的摄入总量和饱和脂肪酸的摄入量，以改善脂肪代谢和吸收不良而引起的各种疾病。根据患者病情不同，脂肪摄入的控制量也有所不同。

2. 适用对象　急慢性肝炎、肝硬化、脂肪肝，胆囊疾病，胰腺炎，高血压、冠心病、高脂血症、肥胖及腹泻等患者。

3. 膳食原则和要求

（1）应根据病情限制膳食中脂肪的含量，一般限制时，应控制在每日 40～50g 以下，较严格限制时，每日控制在 20～30g 以下，有些情况下需无脂肪饮食如患急性胰腺炎时。使用低脂肪膳食时注意禁用油炸食物、肥肉、荤油及含脂肪多的点心，用植物油代替动物油。

（2）烹调时可选用蒸、炖、煮、烩、卤、拌等不用油或用油较少的方法，以减少烹调用油。饮食清淡，少刺激性，易于消化。

（3）由于吸收不良引起的脂肪泻可导致多种营养素的损失，应注意进行补充。

（六）低胆固醇膳食

1. 特点　限制胆固醇的供给量，每日膳食中的胆固醇含量控制在 300mg 以下。

2. 适用对象　高血压、冠心病、高脂血症、动脉粥样硬化以及胆囊炎、胆石症等患者。

3. 膳食原则和要求

（1）控制每天摄入的总能量，维持理想体重，避免肥胖。

（2）限制脂肪摄入量，每天由脂肪提供的热能应占全天所需总能量的 20%～25%。减少饱和脂肪酸的摄入。

（3）限制胆固醇的供给量，忌用或少用富含胆固醇的食物，如肥肉、动物内脏、蛋黄、动物脑、鱼子等。食物中的胆固醇全部来源于动物性食品，为了减少胆固醇的摄入同时又保证膳食中优质蛋白质的供应，可用优质植物蛋白如大豆蛋白质来代替动物蛋白。

（4）多吃新鲜蔬菜水果，保证无机盐、维生素的足量摄入。另外可以适当选用一些粗杂粮，以增加膳食纤维的供给量，有利于降低血胆固醇。

（七）高膳食纤维膳食（多渣膳食）

1. 特点　增加食物中膳食纤维的量，每日膳食中膳食纤维含量应达到 35g 以上。目的是增加粪便的体积和含水量，刺激胃肠蠕动，促进肠道有害物质的排除。

2. 适用对象　习惯性便秘和无并发症的肠道憩室患者。目前认为高纤维膳食对高脂血症、冠心病、糖尿病、肥胖症及大肠癌等疾病的预防均有利。

3. 膳食原则和要求

（1）增加富含纤维的食物的供给量，可以多选用各种粗杂粮、新鲜的水果及韭菜、芹菜、卷心菜等蔬菜。

（2）多饮水，每天 6～8 杯，并可以多采用产气食物如蜂蜜、果酱、豆类等促进肠道蠕动。

（3）长期大量食用膳食纤维可能引起腹胀、腹泻，影响无机盐、维生素等营养素的吸收和利用，因此要注意维持营养平衡。

（4）少用或不用辛辣食品以及加工过于精细的食品。

（八）低膳食纤维膳食（少渣膳食）

1. 特点　含极少量膳食纤维，易于消化的膳食。目的在于减少膳食纤维对消化道的刺激，减少排便的次数。

2. 适用对象　急慢性肠炎、腹泻、伤寒、痢疾、食管炎、食管静脉曲张、消化道出血、肠道肿瘤及胃肠道手术后等患者。

3. 膳食原则和要求

（1）尽量减少含纤维多的食品，如粗粮、整豆、坚果、蔬菜水果等，以减少对病灶的刺激。

（2）主食宜用白面、大米等细粮。

（3）减少脂肪的摄入量，不用刺激性调味品。

（4）注意烹调方法，所有食物皆需切小、捣碎、煮烂，使食物易于消化吸收。如蔬菜去粗纤维后制成泥状，水果做成水果泥或榨成果汁。不用油炸的方法烹调食物。

（5）此类膳食不宜长期食用，如食用时间较长，要给予适量的鲜果汁、蔬菜汁以补充维生素和无机盐的不足。

（九）低盐膳食

1. 特点　低盐膳食是限制膳食中盐的摄入量，每日食盐用量不超过 4g。食盐是钠的主要来源，因此低盐膳食是纠正水、钠潴留以维持机体水、电解质平衡的一项重要的治疗措施。

2. 适用对象　高血压、心力衰竭、急性和慢性肾炎、肝硬化腹水、妊娠高血压综合征以及各种原因引起的水钠潴留的患者等。

3. 膳食原则和要求　禁用一切含盐腌制食品，如咸蛋、酱菜、香肠、腐乳等。为调剂口味，可用糖醋等方法烹调。也可视病情采用少量钾盐、酱油或低钠盐来改善食欲。

（十）无盐膳食

1. 特点　要求烹调时禁用食盐、酱油、味精以及一切含盐的食物。

2. 适用对象　适用于急、慢性肾衰竭，尿毒症，严重的心力衰竭，肝衰竭及不明原因的严重水肿的患者等。

3. 膳食原则和要求　无盐膳食只能短期使用，使用期间应观察患者的血钠情况，防止出现低钠血症。

三、特殊治疗膳食

（一）概念

特殊治疗膳食是在对某特定的疾病进行治疗时，根据病情的变化，需要对膳食中某种成分加以限制或是增加供给量的一类具有特殊治疗作用的膳食。

（二）主要种类

1. 低嘌呤膳食　限制膳食中嘌呤的摄入，控制在 150mg/d 以下，适用于急慢性痛风症。选择食物时要注意禁止选用含嘌呤高的食物如动物内脏、肉汤、沙丁鱼等。

2. 麦淀粉膳食　麦淀粉是将小麦粉中的蛋白质抽提分离去掉，抽提后小麦粉中蛋白质含量降至 0.6% 以下。以麦淀粉为主食，部分或全部替代谷类食物，作为每日供给热量的主要来源，减少摄入植物蛋白质，即可以减少饮食中劣质蛋白质的摄入量，这样可以减轻肝肾负荷，主要适用于急、慢性肾衰竭及肝性脑病的患者。

3. 免乳糖膳食　禁食含乳糖的食物，如鲜奶、奶粉及其他非发酵的奶制品等。主要适用于体内缺乏乳糖酶或乳糖酶活性不足的乳糖不耐症患者。

链接

乳糖不耐症

乳糖不耐症是指由于肠道内先天缺乏乳糖酶或者由于乳糖酶的活性减弱而使人体不能分解代谢乳糖（一种糖类，常见于牛奶及其他奶制品中），所以一喝牛奶就会出现腹胀、腹痛、腹泻等症状称为乳糖不耐症。此类病症在亚洲及非洲很常见。

第3节 诊断试验膳食

一、概 念

诊断试验膳食是在临床诊断的过程中，短时间内暂时调整患者的膳食内容，以协助临床诊断的膳食。

二、常见的种类

（一）潜血试验膳食

1. 特点 少量的消化道出血粪便中不易观察到，但通过粪潜血试验可早期发现。即通过给患者食用不含铁的膳食，连续三天，然后测定粪便中铁含量来辅助诊断消化道隐性出血。

2. 适用对象 各种原因引起的消化道出血的患者。

3. 试验方法 食用潜血试验膳食的第三天，留取粪便做潜血试验，如粪便带血，血中的血红蛋白可与联苯胺试剂反应生成蓝色化合物、可根据蓝色深浅来判断出血量。

4. 膳食原则与要求

（1）禁食各种动物血、肉类、蛋黄、绿叶蔬菜等含铁丰富的食物及药物。

（2）可用食物有馒头、米饭等粮谷类制品，豆腐及豆制品，非绿色蔬菜如去皮土豆、白菜、茄子、西红柿、白萝卜、冬瓜、苹果、梨等。

（二）胆囊造影试验膳食

1. 特点 辅助诊断胆囊和胆道疾患，试验期2天。造影前一天午餐进食高脂肪餐，造影前一天晚餐进食纯糖类无渣清淡膳食，晚八点口服碘造影剂，服药后禁水、禁食。造影当日禁用早餐，拍片观察胆囊显影的情况，如果胆囊显影满意，即嘱患者进食高脂肪餐，于餐后15～30分钟拍片观察胆管，过1小时后再拍片观察胆囊收缩情况。

2. 适用对象 胆囊炎、胆石症等胆囊及胆管疾病患者。

3. 膳食原则与要求

（1）高脂肪饮食要求脂肪含量一般不少于50g。适宜的食物是鸡蛋、肥肉、奶油巧克力糖等。目前临床上常用油煎鸡蛋两个。

（2）纯糖类膳食可选择大米、馒头、面包、果酱、红薯、藕粉等。忌用能引起胃肠胀气的食物以及粗纤维多的食物，以免影响试验效果。

（三）内生肌酐清除率试验膳食

1. 特点 肌酐是体内蛋白质和含氮物质代谢的最终产物，它随尿液经肾脏排出体外。肌酐在体内有较恒定的内生量，由肾小球滤过后排出体外，肾小管不重吸收也不分泌。内生肌酐清除率试验膳食通过控制外源性肌酐的摄入，观察机体内内生肌酐的清除能力以测定肾小球的滤过功能，也是检测早期肾功能损害简便有效的方法。

2. 适用对象　肾小球肾炎、肾盂肾炎、尿毒症及其他各种疾病伴肾功能损害患者。

3. 膳食原则与要求

（1）试验期为三天，试验期间均食低蛋白膳食，每日蛋白质供给总量少于 40g。

（2）试验期间的主食量不宜超过 300g/d。

（3）禁用食物：各种肉类、鱼类、豆类、咖啡、茶等。

（4）可用食物：牛奶、谷类以及各种蔬菜、水果等。

（5）如患者有饥饿感，可增加加糖藕粉、果汁及蔬菜、水果的用量。

第4节　治疗膳食的营养途径

一、肠内营养

1. 概念　肠内营养（enteral nutrition，EN）经口或喂养管提供维持人体正常代谢所需的营养物质，是预防和纠正患者营养不良的一种常用方法。

2. 膳食要求　所含营养素齐全，易消化吸收或不需消化即能很好吸收，需在医疗监护下使用，最常用的是匀浆膳。

3. 种类　肠内营养的途径有口服和经导管输入（管饲）两种，其中经导管输入包括鼻胃管、鼻十二指肠管、鼻空肠管和胃空肠造瘘管等途径。在临床实践中，应尽量选择口服的方法，当患者不能经口摄食时，可以使用导管输入。

4. 优点　肠内营养时提供的营养素齐全，并且营养素直接经肠道吸收和利用，更符合人的生理特点。另外给药方便、费用低廉，还有助于维持肠黏膜结构和功能的完整性。故在提供营养治疗时，首选 EN 已成为众多临床医师的共识。

5. 适应证

（1）胃肠功能正常，但营养物摄入不足或不能摄入者（如神经精神疾病、烧伤、化疗和放疗的辅助治疗等）。

（2）胃肠道部分功能不良者（如消化道瘘、短肠综合征等）。

（3）胃肠功能基本正常但合并其他脏器功能不良者（如肝、肾功能衰竭者）。

6. 禁忌证　麻痹性和机械性肠梗阻、消化道活动性出血是 EN 的禁忌证，但在严重腹泻或顽固性呕吐时应当慎用。

7. 管饲常见的并发症及预防

（1）胃肠道并发症：腹泻最常见。腹泻原因有管饲速度过快；管饲的匀浆液被细菌污染或渗透压过高；乳糖不耐症等。预防措施有降低灌注速度；管饲的各环节严格按饮食卫生要求操作、应从低浓度开始，逐渐增加浓度；对于乳糖不耐的患者，应给予无乳糖配方。

（2）机械并发症：吸入性肺炎较常见。误吸引起的吸入性肺炎是一种潜在致命性的并发症，它可能是由于插管姿势不当使饲管损伤食管下括约肌或使其移位所致。预防措施为仔细操作，严格插管的操作程序和原则。注意鼻饲时应将患者头部抬高 30°，灌完后 1 小时，才可放平；鼻饲时回抽胃残留液，如大于 100ml，应暂停鼻饲或放慢鼻饲灌注的速度。

（3）饲管堵塞：常见原因为管饲液浓度过高或匀浆没有完全打碎所致。管饲后，应以水清洗管子，确保管内无食物残留。

二、肠外营养

1. 概念　肠外营养（parenteral nutrition，PN）也称静脉营养，是指从静脉输注营养物质满足人体对各种营养素的需要。

2. 种类　肠外营养的途径有周围静脉营养和中心静脉营养。周围静脉营养是经外周静脉输入，这种肠外营养的输入使用时间一般不超过15天。而中心静脉营养是指经上下腔静脉输入，目前医学界认为经锁骨下静脉穿刺输入营养液是进行长期肠外营养支持最为有效和适宜的途径之一。

3. 适应证

（1）胃肠道功能障碍或衰竭者（如胃肠道梗阻、广泛小肠切除后的短肠综合征、肠瘘、剧烈呕吐等）。

（2）大剂量放疗、化疗或接受骨髓移植后不能进食的患者。

（3）重症胰腺炎等。

4. 禁忌证

（1）胃肠功能正常、适应肠内营养或5天内可恢复胃肠功能患者。

（2）心血管功能紊乱或严重代谢紊乱需要控制的患者。

5. 常见的并发症

（1）与导管有关的并发症：炎症、空气栓塞、败血症、气胸等。

（2）与代谢有关的并发症：高糖血症、高钙血症等。

小结

　　医院膳食分为基本膳食、治疗膳食和诊断试验膳食。基本膳食是住院患者常用的膳食，按质地及烹调方法分为普通膳食、软食、半流质膳食和流质膳食四类。这四类膳食均有各自的特点、适用对象及不同的膳食制作要求。治疗膳食根据其临床用途分为一般治疗膳食、特殊治疗膳食。一般治疗膳食种类很多，特殊治疗膳食只适用于某种特定的疾病并且是一种重要的疾病治疗和辅助治疗的手段。诊断试验膳食是通过短时间内暂时调整患者的膳食内容来辅助临床诊断的一种膳食。对患者进行营养支持治疗，营养途径分为肠内营养和肠外营养两种，其应用各不相同。

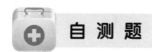

自 测 题

选择题

A₁型题

1. 医院膳食中的基本膳食包括（　　）

　　A. 普通膳食　　　　　　B. 软食

　　C. 半流质膳食　　　　　D. 流质膳食

　　E. 以上都是

2. 下列有关软食的叙述不正确的是（　　）

　　A. 常作为普食到半流质膳食的过渡饮食

　　B. 每日可供应3～5餐

C. 适用于低热、咀嚼或吞咽不便等病人

D. 长期采用软食不会引起营养素的缺乏

E. 选择食物时不用生冷食物和含粗纤维多的食物以及硬果类食物

3. 以下关于流食叙述不正确的是（　　）

　　A. 食物呈液体或在口中易于溶化为液体

　　B. 其提供的能量和营养素较充足，可以长期应用

　　C. 适用于高热、消化道急性炎症以及食管狭窄和食管癌等病人

D. 少量多餐

E. 禁用有刺激性的食物以及调味品

4. 刚分娩后的产妇应选择的膳食是（　　）

A. 普通膳食　　　　　　B. 软食

C. 半流质膳食　　　　　D. 流质膳食

E. 治疗膳食

5. 扁桃体摘除术后患者应该首先供应的膳食为（　　）

A. 普通膳食　　　　　　B. 清流质膳食

C. 冷流质膳食　　　　　D. 浓流质膳食

E. 软食

6. 麦淀粉膳食适用于下列哪一种疾病患者（　　）

A. 高血压　　　　　　　B. 冠心病

C. 胃溃疡　　　　　　　D. 尿毒症

E. 胆囊炎

7. 下列哪一种疾病病人可以采用高蛋白膳食（　　）

A. 严重烧伤　　　　　　B. 急性肾炎

C. 肝性脑病　　　　　　D. 尿毒症

E. 以上都不是

8. 高血压、心力衰竭、急性肾炎、妊娠期高血压疾病等病人适用（　　）

A. 低蛋白膳食　　　　　B. 高蛋白膳食

C. 低钠盐膳食　　　　　D. 高盐膳食

E. 以上都不是

9. 肝硬化、脂肪肝、高脂血症等病人宜采用（　　）

A. 低脂肪膳食　　　　　B. 高蛋白膳食

C. 低盐膳食　　　　　　D. 高纤维膳食

E. 以上都不是

10. 低胆固醇膳食是限制胆固醇的供给量，每日膳食中的胆固醇含量应控制在多少毫克以下（　　）

A. 300mg　　　B. 350mg　　　C. 320mg

D. 200mg　　　E. 以上都不是

11. 低钠盐膳食时每日食盐摄入量为不超过（　　）

A. 4g　　　B. 2g　　　C. 3g

D. 5g　　　E. 6g

12. 多渣膳食要求每日膳食中膳食纤维含量应达到多少克以上（　　）

A. 35g　　　B. 30g　　　C. 25g

D. 20g　　　E. 以上都不正确

13. 肾盂肾炎、肾小球肾炎、尿毒症等病人常使用（　　）

A. 胆囊造影试验膳食

B. 葡萄糖耐量试验膳食

C. ^{131} 碘试验膳食

D. 隐血试验膳食

E. 内生肌酐清除率试验膳食

A₂ 型题

14. 病人，女性，37 岁，腹部手术后，下列不宜选用的食物是（　　）

A. 鸡蛋汤　　　B. 咸米汤　　　C. 菜汁

D. 肉汤　　　E. 牛奶

15. 某女孩，扁桃体摘除术后不久，不适宜的饮食是（　　）

A. 酸梅汤　　　B. 米汤　　　C. 豆浆

D. 藕粉　　　E. 牛奶

16. 病人，男性，43 岁，患慢性胰腺炎，该病人宜选择的饮食种类是（　　）

A. 高蛋白饮食　　　　　B. 低蛋白饮食

C. 低脂肪饮食　　　　　D. 低钠盐饮食

E、高纤维饮食

17. 某男性，严重胃溃疡，手术后，病人应当食用的膳食是（　　）

A. 少渣膳食　　　　　　B. 低胆固醇膳食

C. 高膳食纤维膳食　　　D. 低脂肪膳食

E. 以上都不是

A₃/ A₄ 型题

（18 ～ 20 题共用题干）

若粪便中混有少量陈旧血液，常不易被肉眼发现，有时显微镜也不能检出，称为潜血（隐血）。临床上常用联苯胺法隐血试验检查病人粪便中有无少量血液来协助诊断疾病。

18. 隐血试验适用于协助诊断（　　）

A. 消化道出血的病人　　B. 胆囊炎病人

C. 甲亢病人　　　　　　D. 肾炎病人

E. 贫血病人

19. 隐血试验膳食要求禁用含哪种营养素丰富的食物（　　）

A. 蛋白质　　　B. 钠盐　　　C. 铁

D. 粗纤维　　　E. 胆固醇

20. 隐血试验膳食可用食物为（　　）

A. 肉类　　　B. 动物血　　　C. 蛋黄

D. 面条　　　E. 绿叶蔬菜

第8章 常见疾病的营养与膳食

营养不仅能满足人们的生存需要，也是防病、治病过程中的重要手段。大量的研究结果表明：疾病的发生、发展与我们日常膳食有着密切的关系。根据疾病的特点、病情的变化及营养需求的不同，通过合理的膳食提供均衡的营养素，对改善患者的代谢功能、增强机体抗病能力、控制疾病发展，防止并发症，加快疾病康复和恢复健康有十分重要的作用。

第1节 心血管疾病的营养与膳食

心血管疾病是心脏和血管疾病的合称，又称循环系统疾病，常见的有高血压、冠心病、动脉粥样硬化等，是严重威胁人类健康和生命的常见疾病。其发病与人们饮食习惯、膳食营养素摄入有着密切的关系。因此，合理膳食是防治心血管疾病的重要手段。

一、高血压的营养与膳食

案例 8-1

张某，男，60岁，平日不爱运动，好喝烈性酒，有30多年吸烟史，平时喜食肥肉、动物内脏等食品。因出现胸闷、心悸、呼吸困难等症状入院。查体：身高170cm，体重100kg，血压180/110mmHg[①]，实验室检查：血清总胆固醇（TC）7.5mmol/L，甘油三酯（TG）2.8mmol/L。入院诊断为：高血压、冠心病。

问题： 如何安排患者张某入院期间的膳食？

高血压是常见的慢性疾病，也是心脑血管疾病最主要的危险因素。在排除各种干扰因素及非同日3次连续测量的情况下，收缩压≥140mmHg和（或）舒张压≥90mmHg时，即可诊断为高血压。高血压分为：原发性高血压和继发性高血压两大类。病因不明，以血压升高为其主要临床表现的高血压称为原发性高血压；而病因比较明确，血压升高只是其中一种症状表现的高血压称为继发性高血压。

（一）病因

肥胖和超重是导致高血压的主要危险因素，过度劳累、长期失眠、精神紧张、体力活动过少以及不良饮食习惯，如食盐、脂肪摄入过多、过量饮酒等也是血压升高的原因。

（二）临床表现

早期患者常有头晕、头痛、眼花、耳鸣、心悸、失眠及手指麻木等症状。后期血压持续升高，

---

① 1mmHg=0.133kPa

以致发生高血压性心脏病、肾功能减退、脑动脉硬化、心力衰竭、眼底病变及脑血管意外等并发症。

（三）营养治疗原则

1. 控制能量摄入　肥胖和超重者高血压的发病率要明显高于正常体重者，体重每增加 12.5kg，收缩压可上升 10mmHg，舒张压升高 7mmHg。高血压患者宜采用低热量膳食，每日摄入的能量应以标准体重计算，使总能量的摄入量低于消耗量，且要做到平衡膳食，使患者的体重维持在正常或略低于正常的水平。

考点：高血压的营养治疗原则。

2. 限制脂类摄入　摄入过多的动物脂肪和胆固醇膳食，容易导致肥胖和动脉粥样硬化，也是高血压发病的重要因素。脂肪摄入量一般要控制在 40 ～ 50g/d，胆固醇的摄入应在 300mg/d 以下。不吃或少吃含胆固醇高的食物，如肥肉、动物内脏、蛋黄、鱿鱼、蟹黄等。

3. 限制钠盐摄入　钠盐的摄入量与高血压发病率呈正相关。日常膳食中限制食盐和含钠盐高的食物是预防和治疗高血压的重要手段。高血压患者盐的摄入量以 2 ～ 5g/d 为宜，限制腌制食品、虾皮、腐乳、小苏打、酱油等食物的摄入。

4. 适量钾、钙的摄入　增加钾的摄入量，有利于患者钠和水的排出，可以阻止由于摄入食盐过多所致的血压升高。钙的摄入量与血压呈负相关，摄入富含钙的食物能减少高血压病的发生。高血压患者应适量摄入含钾、钙丰富的食物，如香蕉、香菇、玉米、竹笋、菠菜、桂圆、豆类及其制品、鱼虾、蛋类、乳及乳制品等。

5. 补充维生素　维生素 C 可使胆固醇氧化为胆酸排出体外，改善心脏功能和血液循环，有助于控制高血压；B 族维生素可改善脂质代谢，降低胆固醇，对预防高血压有明显的效果。经常新鲜水果、蔬菜、蛋类、乳类、豆类等富含维生素 C 和 B 族维生素的食物有利于控制高血压。

6. 增加膳食纤维　膳食纤维能够刺激肠蠕动，减少脂肪、胆固醇在肠道的吸收，起到降血脂、降胆固醇的作用。适量食用大麦、燕麦、糙米、豆类、白菜、芹菜、笋干、蕨菜、柑橘、魔芋等含膳食纤维丰富的食物，有利于胆固醇的排出和防治高血压。

7. 多吃降压降脂食物　多吃能保护血管和降压降脂的食物，如芹菜、胡萝卜、冬瓜、黄瓜、洋葱、木耳、海带、山楂、绿豆、玉米、燕麦、香菇等，对防治高血压均有很好的效果。

8. 营养教育

（1）少量多餐，每天 4 ～ 5 餐为宜，避免暴饮暴食。

（2）戒烟限酒，每日酒精量应限制在 25g 以下。

（3）禁食咖啡、浓茶及辛辣刺激性食物。

（4）坚持运动，保持正常体重，提高血管调节适应能力。

（5）宜采用蒸、煮、炒、炖、凉拌等烹调方法，忌用油炸、煎烤等烹调方法，减少烹调用油和食盐量。

（四）食物选择

1. 宜选择食物　降压降脂食物，如芹菜、番茄、胡萝卜、木耳、山楂、黄瓜、苦瓜、苹果、洋葱等；含钾丰富的食物，如香蕉、玉米、马铃薯、海带、芋头、花生、莲子、莴苣、豆类等；含钙丰富的食物，如乳类及乳制品、坚果、虾皮、鱼虾等。

2. 少食或忌食的食物　含钠高的食物，如腌制食物、加碱或发酵粉制作的糕点和面食；高脂肪、高胆固醇食物，如动物内脏、肥肉、蛋黄等；有刺激性的食物和辛辣调味品，如辣椒、酒、浓茶和咖啡等。

链接

我国高血压患病现状

随着我国经济的发展，人民生活水平的提高，居民膳食结构以及生活方式的改变，我国高血压的患病率呈现明显上升趋势。据《中国居民营养与慢性病状况报告（2015）》显示，2012 年我国 18 岁及以上成人高血压患病率为 25.2%，也就是说，每 4 个成年人当中就有一个高血压患者，每年新增加高血压 1000 万人。高血压发病年龄越早，血压越高，患心血管疾病的危险性就越大。而控制体重、限盐、限酒是防治高血压的有效措施。合理营养、戒烟限酒、心理平衡，适度运动可有效控制体重，减少高血压的发生。

二、冠心病的营养与膳食

冠心病即冠状动脉粥样硬化性心脏病，是冠状动脉血管发生动脉粥样硬化病变而引起血管腔狭窄或阻塞，导致心肌缺血、缺氧而引起的心脏病。

案例 8-2

李某，女，69 岁，有高脂血症、高血压史 4 年，因活动后心悸、气短、胸痛 8 小时，拟"冠心病"收住入院。入院前 4 年感心前区疼痛，多于劳累、饭后发作，每次持续 3～5 分钟，休息后减轻。平时缺少体力活动，喜食甜食，有近 40 年吸烟史。身高 160cm，体重 80kg。

问题：1. 如何安排李某住院期间的膳食？

2. 对其应做哪些方面的膳食指导？

（一）病因

血脂异常、高血压、糖尿病、遗传、肥胖、吸烟、缺乏运动、饮食不合理等是导致冠心病发病的主要因素。通过合理调整饮食，可以预防冠状动脉粥样硬化的发生和发展。

（二）临床表现

1. 心绞痛　主要表现为阵发性胸骨后或心前区压榨性疼痛，为一过性心肌供血不足引起，休息或含用硝酸甘油后缓解。

2. 心肌梗死　主要表现为胸骨后或心前区持续性剧烈疼痛，常波及整个前胸，持续时间长（常常超过半小时），休息或用硝酸甘油后不能缓解，常伴有恶心、呕吐、出汗、发热，甚至发绀、血压下降、休克、心衰。

考点：冠心病的营养治疗原则。

3. 猝死　突发心脏骤停而死亡。

（三）营养治疗原则

1. 限制总能量　限制总能量摄入，保持正常体重，是防治冠心病的重要环节之一。对于冠心病者能量的摄入要依据患者的病情、工作性质需要而定，不能过高，以保持标准体重为度。对于超重患者能量摄入一般在 2000kcal/d 左右，发生急性心肌梗死时，供能一般在 1000kcal/d 左右。

2. 控制脂肪摄入　长期大量摄入动物脂肪、动物内脏、蛋黄等含饱和脂肪酸、胆固醇丰富的膳食是引发冠心病的主要因素。在患者日常饮食中要限制脂类的摄入，特别是要严格限制饱和脂肪酸和胆固醇含量丰富的食物摄入。患者每天脂肪的摄入量应控制在总能量的 25% 以下，动物脂肪的摄入量应低于总能量的 10%，胆固醇的摄入量应控制在 300mg/d 以下。避免食用动物内脏、肥肉、蛋黄、螃蟹、黄油、猪油、煎炸类食品等。

3. 适量蛋白质　患者每天蛋白质的摄入量应控制在总能量的 10% ～ 15%，优质蛋应占蛋白质总量的 50%。蛋白质供给要注意动物性蛋白和植物性蛋白的合理搭配，植物蛋白尤其是大豆蛋白有降低胆固醇和预防动脉粥样硬化作用，应适当增加含大豆及大豆制品的摄入。

4. 适量碳水化合物　摄入过多富含糖类的膳食，易导致血液中甘油三酯升高，增加冠心病的危险性。每天糖类的摄入量应控制在总能量的 60% 左右，少吃甜食、糖果和含糖饮料等。

5. 补充维生素和矿物质　补充维生素 A、维生素 B、维生素 E、维生素 C、钾、镁、钙、碘等多种维生素和矿物质，有利于降低胆固醇，增加血管弹性，预防和治疗冠心病。膳食中要注意补充海带、紫菜、小米、燕麦、瘦肉、坚果、新鲜的绿叶蔬菜和水果等富含维生素和矿物质的食物。

6. 限制钠盐的摄入　高血压被认为是冠心病发生的危险因素，对合并高血压的患者应限制钠盐的摄入量，一般控制在 5g/d 以下。对合并心功能不全患者钠盐的摄入量应控制在 3g/d 以下，同时严格控制含钠盐较高的食物如咸菜、咸肉等摄入。

7. 营养教育

（1）戒烟限酒，多吃能保护血管和降压降脂的食物，宜清淡低盐膳食。

（2）少量多餐，每日 4 ～ 5 餐，忌暴饮暴食。

（3）适当运动，保持体重。遇事心平气和，保持情绪稳定，避免过度劳累，保证充足睡眠。

（4）采用蒸、煮、炒、炖、凉拌等烹调方法。

（四）食物选择

1. 宜选择食物　含蛋白质丰富的大豆及其制品；含有大量不饱和脂肪酸的植物油如豆油、菜子油等；富含膳食纤维的粗粮如玉米、小米、高粱米等；富含维生素、矿物质、新鲜水果和蔬菜；有降脂、降压作用的海带、香菇、木耳、洋葱、大蒜等，富含不饱和脂肪酸的深海鱼类。

2. 少食或忌食的食物　浓茶、咖啡及刺激性调味品；动物油、动物内脏、肥肉、蛋黄、蟹黄、鱼子、鱿鱼、奶油、火腿等含脂肪、胆固醇高的食物；过咸、过甜的食物如咸菜、咸肉、甜点、糖果等。

第 2 节　胃肠道疾病的营养与膳食

胃肠道是机体消化食物、吸收和利用营养的重要器官。胃炎、消化性溃疡是胃肠道的常见病和多发疾病。不良的生活方式和饮食习惯是导致胃肠道疾病的主要原因。合理的营养与膳食对胃肠道疾病可以起到预防和辅助治疗的作用。

一、胃炎的营养与膳食

胃炎是指由多种原因所致的胃黏膜炎症，是常见的消化道疾病。临床上通常分为急性胃炎和慢性胃炎两种。

（一）急性胃炎的营养与膳食

 案例 8-3

王某，19岁，进食2小时后，出现腹部绞痛，伴恶心、呕吐和腹泻等症状到医院就诊。诊断为急性胃炎。

问题：请就王某住院期间的饮食提出建议。

1. 病因 急性胃炎是由于各种原因所致的胃黏膜急性炎症病变。常见病因有：

（1）化学因素：大量饮用烈性酒、浓茶、咖啡及摄入辛辣等刺激性食物。

（2）物理因素：食用过热、过冷、过于粗糙的食物。

（3）药物因素：过量服用对胃黏膜有刺激的药物，如阿司匹林、消炎痛等。

（4）生物因素：细菌或毒素引起的食物中毒等。

2. 临床表现

（1）起病急，病程短。多于饮食不当后数小时至24小时发病，绝大多数患者，经过积极治疗和适当的饮食调理，短期内可获得痊愈。

考点：急性胃炎的营养治疗原则。

（2）腹部不适或疼痛，食欲不振，伴恶心、呕吐，吐后症状可缓解；严重者可有发热、脱水、酸中毒、肌肉痉挛甚至休克等。

3. 营养治疗原则

（1）消除病因：卧床休息及对症治疗。在患者急性发作期往往胃部不适，进食可引起或加重症状，为减轻胃肠负担，应首先停止一切对胃有刺激的饮食或药物，大量呕吐及腹泻者，可暂时禁食48小时。在度过急性期后，可给予容易消化吸收且刺激性小的流质饮食如米汤、藕粉等，逐步增加菜汤、蛋汤或糖盐水等，以补充盐分，帮助病情好转。

（2）及时补水：重症患者常因呕吐、腹泻导致脱水及电解质平衡紊乱，故患者需要及时补充水分，宜少量多次。严重呕吐不能口服者，应静脉补液，以缓解脱水现象并加速毒素的排泄。

（3）减少脂肪和蔗糖的摄入：脂肪有润滑肠道、增强肠蠕动的作用，可加重肠道负担，对病情不利。避免食用胀气食品如牛奶、豆浆、萝卜、蔗糖等，避免食物进入肠道后发酵，引起腹胀腹痛，增加患者痛苦。

（4）补充蛋白质和维生素：摄入含蛋白质和维生素丰富的食物，保证机体各种营养素充足，防止贫血和营养不良。

4. 营养教育

（1）禁烟限酒，避免食用过冷、过热、过硬、油炸和酸辣食物。

（2）宜采用清蒸、煮、炖等烹调方法，避免油炸、油煎等方法烹调食物。

（3）合理安排饮食少量多餐，减轻胃肠的负担，每日进食5～7餐。

5. 食物选择

（1）宜选用的食物：米汤、藕粉、杏仁茶、菜汤、新鲜果汁、淡糖盐水、鸡蛋汤、蛋羹、粥、面条等。

（2）少食或忌食的食物：禁食粗粮、杂粮、豆类及富含膳食纤维的水果和蔬菜，如芹菜、韭菜、菠菜等；限制饮酒、咖啡和浓茶；禁用刺激性调味品和煎炸、腌、熏类食品，如辣椒、胡椒、腊肉等；不宜选用黏、烫、不易消化的食物，如糯米饭、年糕等。

链接

急性胃肠炎的预防

1. 注意卫生：保持食物、用具、容器等清洁。

2. 不吃不洁食物：不食用腐烂变质食物和隔夜饭菜。生食瓜果蔬菜之前要清洗干净。

3. 避免刺激：饮食宜清淡，尽量避免刺激性的食物和药物刺激胃肠黏膜。

4. 加强锻炼：提高身体的免疫力。

5. 保持良好的作息时间、心情舒畅和规律的饮食习惯。

（二）慢性胃炎的营养与膳食

案例 8-4

赵某，女，45 岁，近年来经常出现上腹部疼痛，饥饿时加剧，进食后缓解，1 周前病情加剧伴恶心、呕吐、腹泻等症状，来医院就诊，诊断为慢性胃炎。

问题： 如何对赵某日常膳食进行指导？

1. 病因　慢性胃炎是由于各种刺激因素长期或反复作用所致慢性胃黏膜炎症。多数急性胃炎患者因反复发作，迁延不愈，逐渐转为慢性胃炎。

（1）幽门杆菌感染：是慢性浅表性胃炎发病的主要原因。

（2）药物和刺激性物质：长期服用有较强刺激作用的药物及长期大量饮酒、饮浓茶和浓咖啡可破坏胃黏膜保护屏障而导致胃炎。

（3）饮食因素：长期饮食不规律，进食过快，进食过冷、过热或过于粗硬食物等。

（4）营养素缺乏：长期缺乏蛋白质和 B 族维生素，可导致胃黏膜变性。

（5）其他：鼻咽口腔慢性病灶、胃酸缺乏、慢性乙醇中毒等均可诱发慢性胃炎。

2. 临床表现　慢性胃炎在临床上分为浅表性胃炎、萎缩性胃炎和肥厚性胃炎三类，以浅表性胃炎较多见。患者经常有上腹不适、食欲减退、恶心和呕吐等，尤以进食油腻食物后较为明显，有无规律上腹部隐痛、腹胀、嗳气、反酸等症状。慢性萎缩性胃炎患者可有贫血、消瘦等。

3. 营养治疗原则

（1）消除病因：彻底治愈急性胃炎，避免食用对胃黏膜有损害的食物及药物，加强营养等。

（2）摄入充足的能量和蛋白质：慢性胃炎患者消化、吸收功能差，能量和蛋白质供给以达到并维持理想体重为宜，适当增加优质蛋白质的供应比例。

（3）适量脂肪和糖类：脂肪的供给可略低于正常人，并适当减少饱和脂肪的摄入；糖类供给量可等同于正常人，应选用产气少、低纤维的食物。

（4）充足的维生素和矿物质：膳食中供给充足的维生素和矿物质，有利于保护胃黏膜，同时防止患者出现营养不良。适量增加水果和蔬菜补充，如西红柿、茄子、红枣、绿叶蔬菜等。

（5）营养教育

1）指导病人养成良好的饮食习惯，细嚼慢咽，少量多餐，一日进食 4 ～ 5 次，避免暴饮暴食，减轻胃的负担。

2）吃清淡少油、细软、易消化食物，忌食过热、过冷食物，避免吃膳食纤维丰富和有

考点： 慢性胃炎的营养治疗原则。

刺激性的食物，少吃易产气的食物。

　　3）应选择以蒸、煮、氽、炖、焖为主的烹调方法，各种食物均应切细煮软。

　　4）不空腹吃对胃肠道有刺激性的药物。

　　4. 食物选择

　　（1）宜多选择的食物：新鲜果汁、米汤、小米粥、馒头、面包、虾肉、瘦肉类、瓜果类以及纤维细软的蔬菜，如冬瓜、黄瓜、番茄、菠菜叶、小白菜、苹果、香蕉、橘子等。

　　（2）少食或忌食的食物：酒、浓茶、咖啡、辣椒、芥末、汽水、牛奶、豆浆、红薯、蔗糖、韭菜、芹菜、洋葱、糯米饭、年糕及腌、熏、煎炸类食物等。

二、消化性溃疡的营养与膳食

　　消化性溃疡主要指胃和十二指肠等处发生的慢性溃疡，是消化系统常见慢性病之一。因溃疡的发生与胃酸和胃蛋白酶的消化作用有关，故称消化性溃疡。饮食调理是综合治疗消化性溃疡不可缺少的重要措施之一，对预防复发和防治并发症，促进溃疡面愈合有重要意义。

 案例 8-5

　　陈某，男，45 岁，近期体重下降，进食较少，1 周前因劳累、大量饮酒后，出现餐后上腹胀痛、恶心、呕吐等症状，以消化性溃疡收住入院。

问题：1. 陈某入院期间的膳食有何要求？

　　　　2. 如何指导该病人出院后的膳食？

（一）病因

　　一般认为，胃酸过多是溃疡病的主要原因，另外幽门螺旋杆菌感染、过量饮酒、吸烟、长期饮食不合理（暴饮暴食、不规律进食等）、精神紧张、遗传等均是溃疡病的易发因素。本病多发生于男性，发病年龄以青壮年多见。

（二）临床表现

　　上腹部周期性、节律性疼痛是消化性溃疡的主要症状。同时伴有上腹部饱胀、反酸、嗳气、恶心、呕吐、食欲减退等症状。

考点：消化性溃疡的营养治疗。

（三）营养治疗原则

　　1. 适量蛋白质和脂肪　　蛋白质与胃酸和胃蛋白酶中合，有利于溃疡的修复，脂肪类食物能抑制胃酸分泌，可以保护胃黏膜。膳食中蛋白质供给量以不低于 1g/（kg·d）为宜，选用易消化的蛋白质食物如牛奶、豆奶、鸡肉、鱼肉等。脂肪供给量为 60～70g/d 为宜，可选用奶酪、蛋黄及适量植物油等。

　　2. 适量维生素和矿物质　　由于患者摄入食物减少，使维生素和矿物质的供给量明显降低。补充含维生素 A、维生素 B、维生素 C 及矿物质丰富的食物，有助于帮助修复受损组织和促进溃疡面愈合，故溃疡患者应多吃绿叶蔬菜、胡萝卜、动物肝脏、牛奶等食物，以满足机体对维生素和矿物质的需要。

　　3. 避免摄入刺激性过强的食物　　禁食生、冷或过热食物以及坚硬粗糙、易产酸产气、刺激性强的食物，如辣椒、酒、浓咖啡、浓茶、韭菜、烟熏、油炸等，以免加重胃肠黏膜损伤。

4. 营养教育

（1）日常膳食应多选择营养全面、易消化、细软的食物，如软米饭、面条、馒头、鸡蛋、瘦肉、鱼、新鲜蔬菜等。避免刺激性过强、含纤维多和产气扩张胃肠的食物。

（2）少量多餐、定时定量，每日进食 5 ～ 6 餐，以清淡食物为宜。减少胃酸分泌，减轻胃肠负担及对胃黏膜的刺激，有利于溃疡面的愈合。

（3）进食细嚼慢咽，有助于消化与吸收，减轻胃的负担。

（4）烹调时采用蒸、煮、炖、焖、余等为方法，避免煎、炸、腌制、凉拌等烹调方法。

（四）食物选择

1. 宜选用食物　根据消化性溃疡不同的发病期合理选择食物。

（1）消化性溃疡急性发作期或出血停止后：膳食采用完全流质或入口即化的流质饮食，如蜂蜜水、米汤、藕粉、鲜果汁、蛋汤、蛋羹等。

（2）消化性溃疡病情好转：以少渣半流质膳食为主，如肉末蛋羹、蒸鱼、蒸肉饼、豆腐、菜泥、粥、面片汤、面条、面包、馒头等。

（3）消化性溃疡恢复期：为清淡细软、少油腻、营养全面、易消化膳食。如软烂的米饭、包子、馒头、水饺、冬瓜、去皮的茄子、胡萝卜等。

2. 少食或忌食的食物　杂豆、粗粮类，如糙米、高粱米、玉米、黄豆等；坚硬、粗糙及膳食纤维丰富的食物，如芹菜、韭菜、芥蓝、竹笋、干果、海带等；易产气的食物，如洋葱、生葱、蒜苗、大蒜、生萝卜等；刺激强的食物，如辣椒、芥末、花椒、咖啡粉等；易产酸食物，如地瓜、土豆、甜点及糖醋食品等；冷饮、酒、凉拌菜及各类油炸食品等。

第 3 节　肝胆疾病的营养与膳食

　　肝、胆是体内参与营养代谢的重要器官。吸收进入机体的营养物质，需要在肝脏中进行合成、分解、转化、储存。同时肝脏分泌的胆汁进入胆囊，进而帮助消化和吸收脂类物质。因此，合理的营养是维持肝、胆脏器正常功能的物质基础，在肝、胆疾病的预防和治疗中有非常重要的作用。

一、病毒性肝炎的营养与膳食

案例 8-6

　　李某，男，34 岁，患者"乏力 2 个月余，恶心 1 个月余，尿黄 20 天"时有肝区不适、乏力、失眠多梦、食欲不振等症状，拟以"病毒性肝炎"入院。

问题：针对李某病情，日常饮食应注意哪些方面？

（一）病因

　　病毒性肝炎是指由多种肝炎病毒引起的，以肝脏损害为主的全身性传染病。根据病源的不同，可分为甲型肝炎病毒、乙型肝炎病毒、丙型肝炎病毒、丁型肝炎病毒和戊型肝炎病毒。甲型肝炎和戊型肝炎多为急性感染，通过粪－口途径传播；乙型肝炎、丙型肝炎、丁型肝炎主要经血液、体液等胃肠外途径传播，易转为慢性感染，少数病例可发展成肝硬化或肝癌。

（二）临床表现

各型病毒性肝炎临床表现基本相似，以食欲减退、恶心、呕吐、厌油腻、乏力、肝肿大及肝功能异常为主，部分患者会出现发热及黄疸。

考点：病毒性肝炎的治疗原则。

（三）营养治疗原则

1. 适量能量　肝炎患者能量供给应根据体重、病情及活动情况而定，以适量、能够保持标准体重为宜。卧床患者可按 20 ～ 25 kcal /（kg·d）供给，轻体力劳动可按 30 ～ 35 kcal /（kg·d）供给。

2. 低脂肪　膳食中脂肪摄入过多，会影响肝功能恢复，易形成脂肪肝。摄入过少，会影响脂溶性维生素的吸收。故膳食脂肪摄入量应控制在 50g/d 以下。

3. 高蛋白质　蛋白质是肝细胞再生和修复的主要原料，供给足量优质蛋白质有利于肝细胞的修复和再生，还能有效维持血浆蛋白水平，防止腹水、水肿及贫血的发生。蛋白质供给量按 1.5 ～ 2.0g/（kg·d）计算，最佳食品为蛋类、鱼、虾、脱脂牛奶、豆类及豆制品等。

4. 适量糖类　糖类供给过多，会转化成脂肪在体内贮存，形成脂肪肝；供给过少，会增加体内蛋白质的消耗和脂肪的分解。肝炎患者摄入适量的糖类，可减少体内蛋白质的消耗和脂肪的分解，增加肝糖原储备，有利于维护肝细胞功能。糖类总量控制在 300 ～ 500g/d 为宜，最好由主食或副食中所含天然糖类来供给。

5. 适量维生素和矿物质　维生素对增强肝细胞的修复、再生和解毒有一定的作用。肝功能低下时维生素（尤其脂溶性维生素和 B 族维生素）和矿物质（铁、锌、硒）的吸收利用都会受到影响，所以在日常膳食中应补充丰富的维生素和矿物质。必要时可给予相应的补充剂。

6. 营养教育

（1）肝炎患者应少量多餐，定时定量，每日进餐 4 ～ 5 次，不暴饮暴食。

（2）饮食清淡、少油，禁烟酒，忌用肉汤、油煎炸及刺激性强的食物等。

（3）食物可用蒸、煮、烩、炖等方法烹调，忌用煎、炸方法。

（四）食物选择

1. 宜选择的食物　乳类、蛋类、豆类及豆制品、水产品、瘦肉、新鲜水果和蔬菜。

2. 忌食或少食的食物　肥肉、糕点、肉汤、酒、辣椒、芥末、姜、葱、蒜、洋葱、粗纤维及油煎炸食品等。

二、脂肪肝的营养与膳食

脂肪肝是指脂肪在肝脏过度沉积的临床病理综合征。当脂肪在肝脏中过量堆积超过肝脏重量的 5% 或肝实质脂肪浸润超过 30% ～ 50% 时，即称为脂肪肝。临床上将脂肪肝分为酒精性脂肪肝和非酒精性脂肪肝。

 案例 8-7

王某，男，50 岁，体检时发现肝功能异常，患者有长期饮酒史，日常饮食嗜好肉类及油炸、烧烤类食物，平时较少运动，查体 B 超提示患脂肪肝多年。

问题：请对王某进行膳食指导。

（一）病因

1. 酒精中毒 长期酗酒，一般每天饮用 250～500ml 以上烈酒达 10 年以上者。

2. 营养失调 肥胖、蛋白质缺乏综合征等。

3. 内分泌紊乱 糖尿病、高脂血症。

4. 药物因素 四环素、肾上腺皮质激素、异烟肼、嘌呤霉素等。

5. 肝炎 病毒性肝炎。

（二）临床表现

轻度脂肪肝患者多无临床症状，仅有疲乏感，而中、重度脂肪肝患者可有食欲不振、恶心、疲倦乏力、餐后上腹饱胀、肝区疼痛或肝脏轻度肿大等。

（三）营养治疗原则

考点：脂肪肝的营养治疗原则。

1. 控制能量 机体摄入能量过多，容易转化成脂肪堆积在体内，加重病情，故患者应控制能量的摄入，防止因肥胖导致的脂肪肝。对于体重正常从事轻体力劳动的脂肪肝患者，能量供给要控制在 30～35kcal/（kg·d）。肥胖或超重者要控制或减轻体重，可按 20～25 kcal/（kg·d）供给，使体重降至正常范围内。

2. 低糖饮食 高糖饮食是造成肥胖和脂肪肝的重要因素。因此，控制糖类的摄入有利于减轻体重和治疗脂肪肝。建议糖类的摄入以 2～4g/（kg·d）为宜。糖类供应以粮谷类为主，忌食糖、果酱、蜂蜜、蜜饯等甜食和甜点心。

3. 增加蛋白质的摄入量 高蛋白膳食能够促进肝细胞的修复和再生，纠正低蛋白血症。供给充足的蛋白质对治疗脂肪肝有很大意义，特别是优质蛋白质，如鸡肉、鱼肉、兔肉、脱脂牛奶等。建议蛋白质供给量为 90～120g/d。

4. 适量脂肪 脂肪的能量以占总能量的 15%～20% 为宜。日常饮食应严格控制脂肪、胆固醇含量丰富的食物如肥肉、猪脑、动物内脏、蛋黄等的摄入。

5. 适量维生素和无机盐 肝脏能储存多种维生素和矿物质，在肝功能低下时储存能力降低，如得不到及时补充，就会造成体内维生素和矿物质的缺乏。故需适量补充富含维生素 B_6、维生素 B_{12}、维生素 C、叶酸、胆碱、钾、锌、镁等对治疗脂肪肝有益的食物，必要时补充维生素制剂。

6. 补充膳食纤维 膳食纤维可减少脂肪、胆固醇的吸收，对调节血脂、血糖水平有良好的作用。故日常饮食不宜过分精细，应粗细杂粮搭配，多食用新鲜蔬菜、水果和菌类，以保证足够的膳食纤维摄入。

7. 营养教育

（1）合理安排餐次，少量多餐；饮食宜清淡，限制食盐，忌食油炸食品和有强烈刺激性的调味品；多食用降脂类食物，烹调时宜选用植物油，少用或禁用动物油。

（2）戒除烟酒。长期饮酒会导致肝功能下降，影响肝对蛋白质和脂肪的代谢，导致肝内脂肪沉积，从而形成脂肪肝。

（四）食物选择

1. 宜选择的食物 鸡肉、瘦肉、脱脂牛奶、油菜、菠菜、芹菜、黄瓜、玉米笋、蘑菇、白萝卜、茼蒿、大豆制品、苹果、山楂、魔芋、木耳等。

2. 忌食或少食的食物 酒、肥肉、猪肉、猪脑、动物内脏、蛋黄、肉汤、姜、芥末、咖喱、糖、果酱、蜂蜜、蜜饯、甜食和甜点心等。

三、肝硬化的营养与膳食

肝硬化是各种慢性肝病发展的晚期阶段，是由多种致病因素长期或反复作用而造成的肝脏呈进行性、弥散性、纤维性病变。

案例 8-8

方某，男，56 岁，身高 170cm，体重 82kg。5 年前开始经常出现右上腹隐痛、腹胀、厌食油腻食物。近 1 个月来出现恶心、呕吐、肝区疼痛和腹泻等症状，拟"肝硬化"收住入院。

问题： 如何对方某进行入院期间的膳食指导？

（一）病因

肝硬化的病因很多，主要有：①病毒性肝炎；②慢性酒精中毒；③血吸虫感染；④营养不良；⑤代谢障碍；⑥药物及工业毒物中毒等。在我国以病毒性肝炎所致的肝硬化为主，欧美则以慢性酒精中毒性肝硬化为主。

（二）临床表现

主要表现有全身乏力、恶心、食欲减退、腹胀、腹泻、腹水、消化道出血、脾大、低蛋白血症等。

考点： 肝硬化的营养治疗原则。

（三）营养治疗原则

1. 高能量 肝硬化患者通常处于高代谢状态，易出现体重下降，针对病人的病情确定能量需要，给予高能量膳食，供给量以 2500 ～ 2800kcal /d 为宜。

2. 高蛋白质 高蛋白可促进肝细胞的修复和再生，改善肝硬化患者因肝合成血浆蛋白质能力下降，导致的低蛋白血症、水肿及腹水。蛋白质供给量按 1.5 ～ 2.0g /（kg·d）供给，总量不低于 60 ～ 70g/d。

3. 适量脂肪 摄入过量的脂肪将加重肝功能的损伤，脂肪摄入量以 40 ～ 50g/d，占总能量的 25% 为宜。尽量选用植物油，少用动物油，减少饱和脂肪酸的摄入。

4. 适量糖类 糖类可提供能量合成肝糖原，保护肝细胞，防止毒素对肝脏的损害。糖类的供给以 350 ～ 450g/d 为宜，保证肝有足够的肝糖原储备。

5. 维生素和微量元素 充足的维生素和微量元素有利于肝细胞的再生和功能恢复，肝硬化的患者常有维生素的缺乏、缺铁性贫血和缺锌现象。故肝硬化患者日常膳食应多食用富含 B 族维生素和维生素 C 的水果和蔬菜。

6. 水和矿物质 对肝硬化患者中有不同程度水肿、腹水者，应限制水和钠的摄入，给予低盐或无盐膳食。饮水量限制在 500 ～ 1000ml/d 以内，钠盐限制在 0.5 ～ 2.0g/d 以内。

7. 营养教育

（1）养成良好的饮食习惯，按时定量，少量多餐。

（2）食物应细软、易消化、少刺激。戒烟、戒酒，不用或少用辛辣刺激性食物和调味品。

（3）用药从简，避免盲目过多的服用对肝脏有害的药物，如异烟肼、巴比妥类等。

（四）食物选择

1. 宜选择的食物 牛奶、果汁、鱼类、瘦肉、豆制品、馒头、面包、花卷、包子、小米、面粉、葡萄糖、果糖、蜂蜜、含膳食纤维低的蔬菜和瓜果等。

2. 忌食或少食的食物　禁用各种酒类及含酒精的饮料；禁用辛辣刺激性食物和调味品；禁用烧烤、煎炸类食品；少用或禁用含粗纤维多以及生、硬、粗糙的食物，如韭菜、芹菜、竹笋、菠萝等；禁用豆类、薯类、萝卜等产气多的食物。

四、胆囊炎和胆石症的营养与膳食

胆囊炎和胆石症是临床上的常见症和多发病。胆囊炎是由胆囊管阻塞、细菌感染和化学性刺激而引起的胆囊炎性改变，按病程和发病缓急分为急性胆囊炎和慢性胆囊炎。胆石症是胆道系统发生结石的疾病，不合理的饮食是诱发胆囊炎和胆石症的主要因素之一。

 案例 8-9

杨某，女，40 岁，因进食油腻食物后出现右上腹疼痛，向右肩背部放射，拟 "胆囊炎、胆石症" 收住入院。该患者体型较胖，平时喜食煎炸及烧烤类食物，不爱运动，因从事推销工作，饮食无规律，经常不吃早餐。

问题：杨某的饮食应该做哪些改变？

（一）病因

以胆固醇代谢失常和细菌感染为主要原因。另外，肥胖、饮食无规律、进食不洁的食物等也会导致胆石症和胆囊炎。

（二）临床表现

胆绞痛是胆石症和胆囊炎临床上最常见的表现，患者呈右上腹部阵发性剧痛，并放射到右肩及背部，饱餐、进食油腻食物后症状加重，可出现发热、恶心、呕吐、腹胀、食欲减退、黄疸等症状。

（三）营养治疗原则

1. 急性期　在急性发作期重症患者应采取禁食、静脉补充营养，保持水和电解质平衡。在疼痛缓解后，根据病情给予清淡流质或低脂、高糖、少渣类软食。

2. 适量能量的摄入　一般患者能量供给正常或稍低于正常标准，一般为 1800 ～ 2000kcal/d，对超重或肥胖者应限制其能量的摄入量，逐步减轻其体重，而消瘦患者则应酌量增加能量供应。

3. 低脂膳食　严格限制脂肪摄入，避免刺激胆囊收缩，诱发胆囊疼痛。视病情 20 ～ 30g/d 为宜。严格限制动物性脂肪，而植物油脂有助于胆汁排泄，可以适量选用。适当限制脂肪和胆固醇含量高的食物，如肥肉、猪脑、动物内脏、禽蛋、蟹黄、鱿鱼、鱼子等。

4. 适量蛋白质　供应充足的蛋白质可以增加机体免疫力，有利于损伤胆管组织的修复。蛋白质按照 1 ～ 1.2g/(kg·d) 的量进行供给，适宜选用鱼、虾、瘦肉、兔肉、大豆及豆制品等高蛋白低脂肪的食物。

5. 适量碳水化合物　适量的碳水化合物可以保证机体对能量的需要，增加糖原储备、节省蛋白质和维护肝脏功能。糖类供给量以 200 ～ 500g/d 为宜，可选择富含复合糖的食物如米面、马铃薯等。忌食葡萄糖、果糖、蔗糖含量丰富的食物，对合并高脂血症、肥胖患者更应限制。

6. 补充维生素　多摄入维生素 A、维生素 C、B 族维生素含量丰富的食物，如杂粮、红、

考点：胆囊炎和胆石症的营养治疗原则。

黄色瓜果类，绿叶蔬菜类，必要时可用维生素制剂补充。

7. 多饮水　大量饮水可稀释胆汁，预防胆汁淤积。每天饮水量应达到1000～2000ml。

8. 营养教育

（1）养成良好的生活和饮食习惯，少食多餐，定时定量。

（2）坚持低脂、低胆固醇饮食。

（3）禁烟酒，忌用辛辣刺激的食物和容易产气的食物。

（4）烹调上宜选用蒸、煮、炖、焯等方法，选用植物油，禁用动物油。

（四）食物选择

1. 宜多选择的食物　米面、糙米、胡萝卜、香菇、木耳、山楂、海藻、鱼、瘦肉、兔肉、新鲜水果及蔬菜等。

2. 忌食或少食的食物　肥猪肉、肥羊肉、猪油、黄油、动物内脏、禽蛋、蟹黄、鱿鱼、虾皮、酒、咖喱、芥末、豆类、红薯、芋头、芹菜、韭菜以及油煎油炸的食物。

第4节　肾脏疾病的营养与膳食

肾脏是人体营养代谢过程中的重要器官，主要用于人体内代谢产物、毒物的排泄，以及水和电解质代谢的调节等。对维持机体内环境的稳定起着相当重要的作用。肾脏疾病与营养素代谢有着密切的关系，合理地调配膳食，养成良好的饮食习惯是防治肾脏疾病的重要措施。

一、急性肾小球肾炎的营养与膳食

急性肾小球肾炎简称急性肾炎，是以急性肾炎综合征为主要临床表现的一组疾病。一般在4～6周内逐渐恢复，少数呈进行性病变，演变成慢性肾小球肾炎。

案例8-10

孙某，男，9岁，因急性肾小球肾炎入院。查体：双眼睑及下肢水肿，咽红肿，尿量进行性减少。有食欲减退，腹部不适，自觉乏力等症状。

问题：急性肾小球肾炎患者的营养治疗原则？如何帮助病人选择食物？

（一）病因

是由于溶血性链球菌感染机体后，机体出现免疫反应，从而影响到肾小球组织，引起肾小球炎症和损伤的病变。此病可发生于任何年龄，尤其以儿童多见。

（二）临床表现

主要临床表现有眼睑或全身水肿，血尿、蛋白尿、高血压等。早期出现全身不适、腰痛、头昏、头痛、恶心、厌食等症状。起病急，可伴有一过性氮质血症。

考点：急性肾小球肾炎营养治疗原则。

（三）营养治疗原则

急性肾小球肾炎营养治疗的原则是提供低蛋白质、低盐、富含维生素的膳食，控制水分摄入。

1. 适宜的能量　因患者需要卧床休息，能量消耗降低，活动减少，故能量供给不宜过高，按 1600 ～ 2000kcal/d 或 25 ～ 30kcal/(kg·d) 为宜。能量的主要来源为糖类和脂肪，占总能量的 90% 以上。每天可摄入糖类 300 ～ 400g，占总能量的 65% 左右，脂肪可占总能量的 25% 左右，烹调时限制动物油，选用植物油。

2. 低蛋白质　急性肾炎时，蛋白质的过量摄入将增加肾脏的负担，加重肾脏的损害。蛋白质的摄入量根据病情的变化而定。患者肾功能正常不需严格控制膳食蛋白质的摄入，蛋白质的摄入量保持在 1g/(kg·d) 左右。患者有肾功能不全、少尿、氮质血症等情况时，要严格控制蛋白质的摄入，蛋白质可按 0.5g/(kg·d) 供给。蛋白质应优先选用乳及乳制品，其次选用鸡蛋、鱼和瘦肉等。

3. 限制钾盐、钠盐和水的摄入　根据患者的病情、尿量、水肿及高血压程度，控制钠盐、钾盐和水的摄入量。少尿或无尿时，应严格控制钾的摄入量，避免食用含钾高的食物，如香菇、贝类、香蕉、苹果等；水肿和病情较轻者宜采用低盐饮食；明显水肿、严重高血压者宜采用无盐饮食；无尿或少尿且有明显的水肿症状患者，应限制水及其他液体的摄入，摄入量限制在 1000ml/d 以内。

4. 补充维生素　日常膳食中多补充维生素 A、维生素 C、B 族维生素丰富的食物，有利于肾脏功能的恢复和贫血的防治。

5. 营养教育

（1）养成良好的饮食习惯，选用碱性、消肿利尿的食物，禁食刺激性强的食物。

（2）限制进食动物内脏、海鲜等含嘌呤或尿酸丰富的食物。

（四）食物选择

1. 宜多选择的食物　蔬菜、水果、乳类、山药、桂圆、莲子、冬瓜、胡萝卜、番茄、茄子、红小豆、西瓜、土豆、芋头、鲤鱼等。

2. 忌食或少食的食物　咸鱼、咸菜、腊肉、豆类及其制品、菠菜、芹菜、茴香、辣椒、动物内脏、鱼贝类、肉汁、浓肉汤、鸡精、酵母粉及油煎油炸食品等。

二、慢性肾小球肾炎的营养与膳食

慢性肾小球肾炎是一组病因不同、病情复杂、病理变化多样的肾脏疾病。其临床特点是病程长、发展慢，最终发展为慢性肾衰竭。

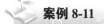 **案例 8-11**

丁某，女，32 岁，于 2 年前感冒后出现乏力，腰酸等症状。近 1 周感全身乏力，腰痛加剧。查体：面部、眼睑肿胀，双下肢踝部轻度水肿。血压 150/100mmHg，尿蛋白 ++，尿潜血 +++。初步诊断：慢性肾小球肾炎。

问题：根据患者病情应如何选择蛋白质食物？如何对患者进行膳食全程指导？

（一）病因

慢性肾炎的病因、发病机制和病理类型不尽相同，起病因素多为免疫介导炎症。部分患者由于急性肾炎治疗不及时或治疗措施不当，而转为慢性肾炎。

（二）临床表现

临床上将慢性肾炎分为三种类型，即普通型、肾病型和高血压型。主要临床表现有蛋白尿、血尿、管型尿、水肿、高血压、贫血、低蛋白血症等。大部分患者起病隐匿，病情发展缓慢。病情轻者可自行痊愈，有些患者病情可持续 20 ～ 30 年。

考点： 慢性肾炎的营养治疗原则

（三）营养治疗原则

1. 确保能量的摄入 慢性肾炎病程长，能量供给以能够满足日常活动需要，维持正常体重为原则。主要由糖类和脂肪来提供，可按 30 ～ 40g/（kg·d）供给，但伴有高血压者应限制动物脂肪的摄入。

2. 适量补充蛋白质 应根据肾功能损害情况来决定膳食蛋白质摄入量。肾功能损害不严重者，对其膳食蛋白质的摄入暂时不作严格限制，以每天 0.8 ～ 1.0g/（kg·d）为宜；对有大量蛋白尿的肾功能代偿期患者，可供给 70 ～ 90g/d 蛋白质；当患者出现氮质血症时，要严格控制其膳食蛋白质摄入量，摄入量控制在 40g/d 以下，蛋白质应选用牛奶、鸡蛋等优质蛋白质。

3. 低钠盐饮食 对于高血压、水肿患者应严格限制钠盐的摄入量，钠盐用量控制在 2 ～ 3g/d 为宜，即使血压恢复正常也应采用清淡饮食。水肿严重的患者，食盐控制在 2g/d 以下或给予无盐饮食。但对慢性肾炎多尿期或长期限钠患者，易出现体内钠含量不足，需定期监测血钠水平，及时调整钠的摄入量。

4. 适量补充维生素和无机盐 慢性肾炎后期会出现贫血、缺锌等症状，日常膳食中应增加各种维生素、铁、锌等含量丰富食物的补充，如动物肝脏、绿叶蔬菜等。

5. 控制饮水量 当患者出现水肿、少尿时，要严格控制水分的摄入，每天饮水量一般以前一日尿量（ml）加 500ml 计算。

6. 营养教育

（1）慢性肾炎病程较长，要密切结合病情变化调整饮食。

（2）养成良好的饮食习惯，合理摄取能量，维持标准体重。

（3）限制钠盐及含钠高的食物，禁食刺激性强的食物如酒、辣椒、油煎、油炸和过于油腻食品。

（四）食物选择

1. 宜多选择的食物 鸡蛋、牛奶、瘦肉、蜂蜜、土豆、藕、玉米、小米、燕麦、白菜、包菜、花菜、黄瓜、萝卜、南瓜、冬瓜、丝瓜、山药、桂圆、莲子、银耳等。

2. 忌食或少食的食物 咸鱼、咸菜、腊肉、香蕉、香菇、豆类、酱油、熏鱼、含酒精饮料等。

第 5 节　糖尿病的营养与膳食

糖尿病是一组以高血糖为特征的代谢性疾病。是由于体内胰岛素相对或绝对不足而引起糖类、蛋白质和脂肪三大代谢紊乱及水电解质紊乱的全身疾病。糖尿病的发病与人们生活水平的提高和生活方式的改变有着密切的关系。饮食疗法是综合治疗糖尿病的重要环节。

案例 8-12

杨某，女，54 岁，办公室工作，身高 165cm，体重 70kg，因"糖尿病"入院治疗。病史：患者有糖尿病史 4 年，平时常有口干、多饮等症状，近 1 周症状明显加重。空腹血糖波动在 7.5 ～ 9.1mmol/L，餐后 2 小时血糖波动在 11.8 ～ 12.7mmol/L。

问题： 1. 请你计算杨某全天应供给多少能量？

2. 如何为糖尿病患者正确选择食物？

3. 如何用食品交换份法为糖尿病患者编制食谱？

表 8-1　糖尿病、糖耐量减低的诊断标准（静脉血糖值）

项目	空腹（mmol/L）	餐后 2 小时（mmol/L）（口服葡萄糖 75g）
正常人	＜ 6.1	＜ 7.8
糖耐量减低	＜ 7.0	7.8 ～ 11.1
糖尿病	≥ 7.0	≥ 11.1（或随机血糖）

一、病　　因

糖尿病分为胰岛素依赖型（1 型糖尿病）和非胰岛素依赖型（2 型糖尿病）2 种类型。其产生的病因有：

1. 遗传因素　糖尿病存在家族发病倾向，1/4 ～ 1/2 患者有糖尿病家族史。

2. 环境因素　因能量过剩导致的肥胖是 2 型糖尿病最主要的环境因素。

二、临床表现

糖尿病临床的表现为多饮、多食、多尿、体重减轻，即所谓的"三多一少"症状。严重时发生酮症酸中毒或其他类型急性代谢紊乱。

链接

世界糖尿病日

每年的 11 月 14 日为世界糖尿病日（world diabetes day，WDD），这一天是加拿大糖尿病专家、诺贝尔奖金获得者班廷的生日，是他第一个把胰岛素用于糖尿病患者，挽救了这个患者的生命。为了缅怀班廷的功绩，1991 年世界卫生组织（WHO）和国际糖尿病联盟（IDF）决定把他的生日定为世界糖尿病日。号召世界各国在这一天广泛开展糖尿病宣传、教育和防治工作，以推动国际糖尿病防治事业的发展。

三、营养治疗原则

1. 控制总能量　合理控制总能量摄入是糖尿病治疗的首要原则。根据患者的病情、年龄、性别、身高、体重、生活需求和工作性质来确定全天能量的供给量。能量的摄入应维持或略低于标准体重。标准体重和总能量的计算方法是：

标准体重（kg）＝身高（cm）-105

体重指数（BMI）＝体重（kg）/ 身高（m）^{2}

总能量＝标准体重（kg）× 按需供给能量 kcal/（kg）

患者的实际体重在标准体重 ±10% 范围为体重正常，超过 10% 为超重，超过 20% 为肥胖。肥胖者应减少能量摄入，增加运动，减轻体重。消瘦者应根据体重情况，能量的摄入可适当增加 10% ～ 20%。成年糖尿病患者不同体力活动能量需要量标准见表 8-2。

考点：糖尿病的营养治疗原则。

表 8-2 不同体力活动所需能量供给量标准 [单位：kcal/（kg·d）]

劳动强度	人群	消瘦	正常	超重
休息状态	卧床	20～25	15～20	15
轻体力活动	办公室工作、售货员	35	30	20～25
中体力活动	学生、教师、司机、医生	40	35	30
重体力活动	建筑工、搬运工、矿工	45～50	40	35

2. 适量糖类　糖类摄入过高可使血糖升高，增加胰腺负担。当糖类摄入不足时，如每日不足 125g，易导致酮症酸中毒。适当的糖类摄入不仅可改善糖耐量，还可提高周围组织对胰岛素的敏感性。糖尿病患者的全日糖类摄入量原则上应占总能量 55%～65%，一般摄入量控制在 250～350g/d 为宜。糖尿病患者饮食中的糖类最好全部来自复合糖类，由米、燕麦、玉米等供给，严格限制红糖、白糖、蜂蜜、甜点心、甜饮料等单糖或双糖制品。如喜欢吃甜食者可选用甜叶菊、木糖醇、阿斯巴甜等甜味剂代替蔗糖。

3. 适量蛋白质　糖尿病患者由于体内糖异生增强，导致蛋白质消耗增加，要适当增加蛋白质的供给。膳食供给量标准为 1.0～1.5g/（kg·d），占总能量的 10%～20%。每日应保证至少 1/3 的蛋白质来自优质蛋白，多选鱼、蛋、瘦肉、乳类及大豆制品。儿童、孕妇、乳母、消耗性疾病、消瘦患者蛋白质的比例可适当增加。伴有肝、肾疾患时，则需限制蛋白质摄入量，具体根据肾功能损害程度而定，一般按 0.5～0.8g/（kg·d）供给。

4. 限制脂肪摄入　为防止和延缓糖尿病的心脑血管并发症，应限制脂肪和胆固醇的摄入。膳食中脂肪占总能量的适合比例为 20%～25%。胆固醇摄入量不超过 300mg/d，合并高胆固醇血症时应限制在 200mg/d 以内。严格控制动物脂肪，避免进食富含胆固醇的食物，如动物内脏、蛋黄等。

5. 增加膳食纤维的摄入　膳食纤维有控制餐后血糖和改善糖耐量的作用。增加膳食纤维，可增加饱腹感，减少能量摄入，有利于糖尿病患者控制血糖。膳食纤维建议摄入量为 20～35g/d。膳食纤维在蔬菜中含有 20%～60%，在水果和谷类中含 10% 左右。可在日常膳食基础上多用富含膳食纤维的食物，如芹菜、小白菜、韭菜、玉米、燕麦等。

6. 补充维生素　糖尿病患者因主食和水果摄入受限，易引起维生素的缺乏。补充适量的维生素 A、维生素 C 和 B 族维生素，可以改善神经症状，防止微血管病变。平时饮食宜多吃粗粮及绿叶蔬菜，如辣椒、花菜、芦笋、牛奶、燕麦等。

7. 补充矿物质　矿物质对糖尿病有着多方面的影响，糖尿病患者大多伴有高血压和肥胖症，应注意低钠膳食。酮症酸中毒时要注意钠、钾、镁的补充，以纠正电解质紊乱。锌是胰岛素的辅助因子，铬能增加胰岛素的作用，提高钙的摄入量有助于预防骨质疏松。在食物方面，含铬丰富的食物有酵母、牛肉、蘑菇等，富含锌的食物有牡蛎、扇贝、蚶子等水产品以及肉、肝、蛋等动物性食物。

8. 营养教育

（1）餐次安排：糖尿病患者的餐次和每餐食物量要遵守"定时定量、相对稳定"的原则，根据血糖水平和用药情况及时调整。每日至少保证 3 餐，早、中、晚餐的能量按 30%、40%、40% 的比例分配。注射胰岛素或易发生低血糖者，应在 3 餐之间加餐，加餐量应从原来三餐的总量中减去，不可另外加餐。对症状轻、体重正常的患者要采用少食多餐、分散进食的方法，防止因一次进食过多或过少，引起血糖的异常波动。加餐食物一般用主食，如馒头、无糖面包片、米粥、苏打饼干、燕麦粥、无糖牛奶、无糖豆浆和鸡蛋等。

（2）限制饮酒：糖尿病患者饮酒不利于病情的控制，尤其空腹饮酒易导致低血糖。因此，血糖控制不佳的患者不应饮酒。

（3）烹调方法：在烹调方法上多采用蒸、煮、炖、凉拌的方法，避免食用油煎、油炸的食物。烹调用油宜用植物油，忌用动物油，每日盐的摄入量应控制在 6g 以下。

（4）定时定量，严格按食谱进餐，不随意添加食物。

9. 食物选择　糖尿病患者食物选择要多样化。常用食品一般分为谷薯类、含淀粉多的豆类、蔬菜、水果、奶、瘦肉、鱼虾、蛋、油脂类（包括坚果）等。糖尿病患者每天都应吃到这几类食物，每类食物选用 1～3 种，每一餐中都要保证有能提供适量能量、优质蛋白质和保护性营养素的食物。忌食用高油脂食物，如动物油、猪皮、鸡皮、鸭皮、奶油等。

四、糖尿病食谱编制方法（食品交换份法）

（一）食物交换份法

食物交换份法目前已是国内外普遍采用的方法。此法简便易学，实用性强，可以快速、简便的制定糖尿病人食谱。

食品交换份法是将常用食物按照来源、性质分为主食类、蔬菜类、水果类、鱼肉蛋类、豆乳类、油脂类六大类，制订出各类食物每 1 份所含的主要营养素和能量的等值交换表，同一表中各种食物的"交换份"重量不一样，但每个食物交换份所产生的能量基本相同（80～90kcal），同类食物或含有营养素比例相近的不同类食物可以任意互换。

（二）编制食谱的方法及步骤

1. 根据患者每日总能量确定食物的交换份数，不同能量需求饮食中各类食物的交换份数见表 8-3。

表 8-3　不同能量需求饮食中各类食品交换份数

能量（kcal）	交换单位（份）	主食类（g/份）	果蔬类（g/份）	鱼肉蛋类（g/份）	豆乳类（g/份）	油脂类（g/份）
1200	14	6	1	3	2	2
1400	16	8	1	3	2	2
1600	18	10	1	3	2	2
1800	20	12	1	3	2	2
2000	22	14	1	3	2	2
2200	24	16	1	3	2	2

2. 确定用餐次数。多数患者给予每日三餐固定饮食，早、午、晚餐的能量按 30%、40%、40% 的比例分配。患者也可用少食多餐、分散进食的方法，以降低餐后血糖。

3. 查食物交换份数表，确定各餐具体的食物品种和数量（表 8-4～表 8-9）。

表 8-4　主食类食品的能量等值交换表

食品名称	重量（g/份）	食品名称	重量（g/份）
大米、小米、糯米、薏米、高粱面、面粉、米粉、玉米面、燕麦面、莜麦面、荞麦面、苦荞面、各种挂面、龙须面，通心粉、绿豆、红豆、芸豆、干豌豆、干粉条、干莲子	25	油条、油饼、苏打饼干	25
		烧饼、烙饼、馒头、咸面包、窝头、切面	35
		马铃薯、红薯、山药	100
		湿粉皮	150
		鲜玉米	200

主食类：每交换份提供蛋白质 2g，糖类 20g，脂肪 0.5g，能量 90kcal

表 8-5　蔬菜类食品的能量等值交换份表

食品名称	重量（g/份）	食品名称	重量（g/份）
大白菜、圆白菜、菠菜、油菜、韭菜、茴香、圆蒿、芹菜、甘蓝、莴笋、油菜、西葫芦、西红柿、冬瓜、苦瓜、黄瓜、茄子、丝瓜、芥蓝菜、苋菜、龙须菜、绿豆芽、鲜蘑、水浸海带	500	白萝卜、青椒、茭白、冬笋	400
		倭瓜、南瓜、菜花	350
		鲜豇豆、扁豆、洋葱、蒜苗	250
		胡萝卜	200
		山药、荸荠、藕	150
		慈菇、百合、芋头	100
		毛豆、鲜豌豆	70

　　蔬菜类：每交换份提供蛋白质 2g，糖类 17g，能量 90kcal

表 8-6　水果类食品的能量等值交换份表

食品名称	重量（g/份）	食品名称	重量（g/份）
鲜枣	100	梨、桃、苹果、橘子、橙子、柚子、猕猴桃、李子、杏、葡萄	200
柿子、香蕉、鲜荔枝	150		
草莓、杨桃	300	西瓜	500

　　水果类：每交换份提供蛋白质 1g，糖类 21g，能量 90kcal

表 8-7　鱼肉蛋类食品的能量等值交换份表

食品名称	重量（g/份）	食品名称	重量（g/份）
鸡蛋粉	15	鸡蛋、鸭蛋、松花蛋、鹌鹑蛋	60
熟火腿、香肠	20	兔肉、蟹肉、水发鱿鱼	100
肥瘦猪肉、猪排	25		
鸡肉、鸭肉、鹅肉、牛瘦肉、羊瘦肉、鸽子	50	带鱼、草鱼、鲤鱼、甲鱼、比目鱼、大黄鱼、对虾、青虾、鲜贝	80
猪肝、猪肚、猪心	70	水发海参	350

　　肉蛋类：每交换份提供蛋白质 9g，脂肪 6g，能量 90kcal

表 8-8　豆乳类食品的能量等值交换份表

食品名称	重量（g/份）	食品名称	重量（g/份）
豆腐干、豆腐丝、油豆腐	50	大豆、大豆粉、脱脂奶粉、奶酪	25
腐竹、奶粉	20	南豆腐、牛奶、羊奶	150
豆浆	400	北豆腐、无糖酸奶	100

　　豆乳类：每交换份提供蛋白质 9g，脂肪 4g，能量 90kcal

表 8-9　油脂类食品的能量等值交换份表

食品名称	重量（g/份）	食品名称	重量（g/份）
豆油、玉米油、花生油、菜籽油、香油、红花油（1 汤匙）	10	猪油、牛油、羊油、黄油	10
		核桃仁	12
		花生米、杏仁、芝麻酱、松子	15

　　油脂类：每交换份食品提供脂肪 10g，能量 90kcal

（三）设计食谱

以案例 8-12 中的数据为例设计食谱：杨某，女，54 岁，身高 165cm，体重 70kg，糖尿病史 4 年，轻体力劳动。

1. 确定能量需要量

（1）计算标准体重：标准体重 = 165-105 = 60kg

（2）判断体重是否正常：$\frac{70-60}{60}$ ×100%=16.7%，此值＞10%，属超重。

（3）计算全天能量供给量：患者属于轻体力劳动，能量的可供范围为 20 ～ 25kcal/（kg·d）。

总能量 = 60kg×〔20 ～ 25kcal/（kg·d）〕= 1200 ～ 1500 kcal/ d；因其年龄，故确定能量需要为 1200 kcal/d。

2. 计算产能营养素应摄入量

（1）碳水化合物：1200 kcal/d×60%÷4 kcal/g = 180g

（2）脂肪：1200 kcal/d×25%÷9 kcal/g = 33.3g

（3）蛋白质：1200 kcal/d×15%÷4 kcal/g =45g

3. 确定餐次及每餐食物量

因其为单纯饮食治疗，采用一日三餐的供给方法，早、午、晚三餐总能量分配比例通常为 30%、40%、40%。根据其能量供给量为 1200 kcal/ d，查表 8-3，应为 14 个交换份。具体的食物内容，根据病人的饮食习惯，主食类 6，果蔬类 1，肉蛋类 3，豆乳类 2，油脂类 2。

4. 设计食谱

根据以上计算结果，选定食物，设计该患者一日食谱（表 8-10）。

表 8-10　糖尿病患者一日食谱举例

类别	交换单位	食物和用量
早餐	3	牛奶 150ml，咸面包 70g
午餐	6	米饭 100g、红烧鲫鱼 115g、豆油 10g
晚餐	5	面条 75g、油菜 175g、猪肉 25g、豆油 10g

第 6 节　骨质疏松症的营养与膳食

骨质疏松症是指骨量减少，骨组织微观结构改变，致使骨质脆性增加并易于发生骨折的一种全身性骨骼疾病。骨质疏松症是老年人最常见的疾病之一。

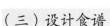
案例 8-13

刘某，女，65 岁，退休在家，患腰腿疼数年，近日加重就诊。患者平素户外活动少，饮食以素食为主，饮用奶制品腹泻，平时大便正常。发病以来体重稳定，身高较年轻时缩短 5 cm（由 165 cm 降低为 160 cm）。经诊断为严重的骨质疏松症。

问题：如何安排刘某发病期间的膳食。

一、病　　因

1. 营养因素　钙、蛋白质、维生素等营养素长期摄入不足。

2. 内分泌因素　内分泌失调导致骨质疏松。

3. 药物因素　长期大量使用糖皮质激素、抗惊厥、抗肿瘤等药物。

4. 遗传因素　特发性骨质疏松患者，常有家族遗传史。

5. 废用因素　长期缺乏锻炼出现废用性骨质减少。

6. 其他因素　吸烟、酗酒等不良嗜好及咖啡因摄入过多。

 链接

骨质疏松症的分类

1. 原发性骨质疏松症　随年龄增长而出现的一种生理性、退行性病变。

2. 继发性骨质疏松症　因某些疾病或使用药物所致的骨质疏松。

3. 特发性骨质疏松症　多见于 8 ～ 14 岁青少年，病因不明，常有家族遗传史。

二、临床表现

全身骨骼疼痛，易发生骨折，由于骨骼变形导致身高缩短、驼背，呼吸功能下降，出现胸闷、气短、呼吸困难等症状。通常女性发病率高于男性。

三、营养治疗原则

考点：骨质疏松症营养治疗原则。

（一）补钙

1. 膳食补钙　钙是构成骨骼的主要成分，钙的营养状况对骨峰值的高低有显著影响。钙摄入量高的人群骨密度较高、骨折发生率较低。老年人因钙摄入和钙吸收功能降低，随年龄的增长而出现钙丢失加速，这是老年人易患骨质疏松的原因之一。钙的推荐摄入量：成年人为 800mg/d，中老年人为 1000 ～ 1200mg/d。膳食补钙首选乳类及乳制品，其他含钙丰富的食物有虾皮、海带、紫菜、芝麻酱、豆类、坚果类和绿叶蔬菜等。

2. 补充钙剂　在膳食补钙不足的情况下，可通过服用钙剂补充。钙剂补充要适量，过量会使尿钙增加、血钙升高和干扰铁、磷、锌等元素的吸收。

（二）适量的磷

磷与钙同为骨质的重要成分，是钙磷代谢中不可缺少的营养素。饮食中钙磷比例要保持均衡，高磷低钙的膳食会妨碍儿童、青少年骨质正常生长与发育，对于老年人，则会加速与年龄相关的骨质丢失导致骨质疏松。成人膳食中磷的适宜供给为 800mg/d，瘦肉、蛋、动物肝脏中磷的含量丰富。

（三）补充维生素 D

老年人由于户外活动少和肾脏功能减退，导致维生素 D 合成减少，钙吸收率下降，易发生骨质疏松。多晒太阳、多食用富含维生素 D 的食物，如海鱼、动物内脏、蛋黄等，保证骨质代谢顺利进行。

（四）适量蛋白质

膳食长期缺乏蛋白质，可使骨基质蛋白合成不足，影响新骨形成。适量的蛋白质可增加钙的吸收，有助于骨骼的再生，延缓骨质疏松症。

（五）营养教育

（1）适时适量的进行户外活动及体育锻炼，有助于机体皮肤在紫外线作用下形成维生素 D，利于钙的利用、贮存和骨质的形成，降低患骨质疏松症的危险性。

（2）少吃或不吃抑制钙吸收的食物，如空心菜、菠菜等含有较高草酸的食物；克服长期偏食、素食、节食等不良习惯；纠正无节制的饮酒、大量吸烟等不良嗜好；不喝浓茶或浓咖啡。

（3）定期检查骨密度，预防骨折；绝经期妇女要及时进行雌激素补偿治疗，减少骨质丢失。

四、食物选择

1. 宜选择食物　各种乳类及乳制品、豆类及豆制品、蛋类、鸡肉、鸭肉、鱼、虾皮、瘦肉、田螺、海带、紫菜、木耳、香菇、馒头、面包、油菜、荠菜、雪里蕻、芝麻、植物油等。

2. 少食或忌食的食物　含粗纤维过多的粗粮、肥肉、黄油、奶油、动物油、菠菜、苋菜、空心菜、酒、含咖啡因和磷的饮料。

第 7 节　痛风的营养与膳食

痛风是由于嘌呤合成代谢紊乱及血液中尿酸增加所引起的一组代谢性疾病。

案例 8-14

段某，男，41 岁，因右脚跆趾关节痛风突然发作，关节红肿、疼痛难忍入院。患者身高 172cm，体重 80kg。6 年前在一次饮酒后，突然发生右脚足背，大拇指肿痛，局部灼热红肿。以后每于饮酒或劳累、受寒之后即疼痛加剧。

问题：请你对段某日常饮食进行一次指导。

一、病　　因

临床上痛风分为原发性和继发性两大类，原发性痛风多由先天性嘌呤代谢异常所致，患者常伴有高脂血症、肥胖、原发性高血压、糖尿病和动脉粥样硬化等；继发性痛风由慢性肾病、血液病、内分泌疾病和食物、药物引起。膳食中高嘌呤食物的摄入是引起此疾病的重要原因之一。

二、临床表现

痛风好发于中、老年男性，发病急骤，疼痛剧烈，多在夜间突然关节疼痛或加重。临床表现为反复发作可导致关节肿痛、压痛、畸形、功能障碍和痛风性肾病。

三、营养治疗原则

控制饮食总能量，禁用嘌呤含量高的食物，预防尿酸盐沉积，防止尿酸结石形成和肾功能损害。

考点：痛风营养治疗原则。

（一）营养素的摄入

1. 限制总能量　痛风患者多伴有肥胖、高血压等，对于肥胖者应减轻体重，控制能量摄入。总能量供给要根据病情、标准体重、工作性质、年龄而定，一般按 20 ～ 25kcal/(kg·d)供给。减少能量应循序渐进，切忌减重过快，否则易诱发痛风症急性发作，较安全的减体重速度是每周减轻 0.5 ～ 1.0kg。

2. 限制蛋白质　蛋白质的摄入量一般按 0.8 ～ 1.0g/(kg·d) 计算。痛风性肾病出现氮质血症及肾功能不全时，应严格限制蛋白质的摄入量，为 0.6 ～ 0.8g/(kg·d)。痛风患者首选植物蛋白质。

3. 限制脂肪摄入　脂肪可减少尿酸排泄，应适量限制，脂肪摄入量一般在 40 ～ 50g/d 以内，禁止吃含脂肪高的食物，如肥肉、油炸食物等，采用少油的烹调方法。

4. 补充碱性食物　增加碱性食物摄入量，如新鲜蔬菜、水果、牛奶、坚果、海藻等，有利于尿酸的排出，预防结石的形成。

5. 限制钠盐的摄入　钠盐有促进尿酸沉积的作用，且痛风患者易患高血压、高脂血症和肾病，故应限制钠盐的摄入量，通常用量 2 ～ 5g/d。

6. 补足水分　痛风患者液体量充足有利于尿酸排出。每日饮水保持在 2000 ～ 3000ml，应少量多次，以促进尿酸的排出。最好饮用苏打水、汽水等碱性水。

（二）低嘌呤膳食

嘌呤摄入过多可使血液中尿酸水平升高，成为导致痛风的主要原因，患者应长期控制含嘌呤高的食物摄入。急性期嘌呤的摄入量应控制在 150mg/d 以下，需选用含嘌呤低的食物，如乳类、蛋类、蔬菜、水果、细粮等。缓解期适量选用含中等量嘌呤的食物。不论在急性期还是缓解期，均应控制食用高嘌呤食物，如海产品、动物内脏等。常见含嘌呤食物分类见表 8-11。

表 8-11　常见含嘌呤食物分类

分类	每 100g 食物中嘌呤含量	食物分类	食物名称
低嘌呤食物	＜ 50mg	粮谷类	玉米、小米、面粉、米粉、大麦、小麦、挂面、面条、面包、馒头
		薯类	马铃薯、芋头
		蔬菜类	卷心菜、胡萝卜、芹菜、黄瓜、茄子、莴笋、西红柿、洋葱、白菜、南瓜、苦瓜、冬瓜、菜花、豆芽、青椒、萝卜
		水果类	苹果、梨、桃、西瓜、香蕉、橙、果汁
		蛋类	鸡蛋、鸭蛋、松花蛋
		奶类	牛奶、酸奶、奶粉、奶酪
		坚果	花生、瓜子、杏仁、核桃、葡萄干
		其他	蜂蜜、果酱、海参、海蜇皮、枸杞子
中嘌呤食物	50 ～ 150mg	粮谷类及豆类	粗粮、米糠、麦胚、红豆、绿豆、黑豆、豌豆、豆腐、豆浆
		蔬菜类	菠菜、芦笋、四季豆、鲜豌豆、鲜蘑菇
		畜禽肉类	猪肉、牛肉、羊肉、鸡肉、鸭肉、火腿
		鱼类	鲤鱼、草鱼、鳕鱼、鳗鱼、鳝鱼、虾、螃蟹
高嘌呤食物	150 ～ 1000mg	畜禽肉类	动物肝脏、胰脏、肾脏、猪脑
		鱼贝类	沙丁鱼、凤尾鱼、鲢鱼、乌鱼、小鱼干、干贝、牡蛎、蛤蜊
		其他	浓肉汤、酵母粉、火锅汤

（三）营养教育

1. 戒酒　戒除各种酒类，饮酒后体内乳酸会增加，抑制尿酸排出，易诱发痛风急性发作。喝啤酒时伴食海鲜、畜禽肉类食品，会成倍增加嘌呤的摄入量。

2. 合理烹调　烹调食物宜清淡，禁用刺激性食物，如酒和辛辣调味品等。肉类煮后弃汤再烹调，肉中的嘌呤可部分排出。

四、食物选择

1. 宜选用食物　精细白米、白面、馒头、面包、蛋类、鲜奶、奶粉、酸奶、卷心菜、胡萝卜、青菜、黄瓜、茄子、莴苣、南瓜、冬瓜、番茄、土豆、果酱、果汁、植物油以及各类水果等。

2. 可少量选用食物　菜花、菠菜、蘑菇、青豆、豌豆、鱼、鳝鱼、蟹、鸡肉、羊肉、猪肉、牛肉、鸽肉、鸭肉等。

3. 禁用食物　动物肝脏、肾脏、凤尾鱼、沙丁鱼、浓肉汁、鸡汁、鱼汤等嘌呤含量高的食物。

> **┃ 小结 ┃**
>
> 　　营养治疗是疾病综合治疗的重要组成部分，在增进治疗效果上与医疗和护理同等重要。本章着重介绍了一些常见疾病的营养治疗与膳食原则，这些疾病的发生、发展都和营养与膳食关系密切。根据患者的病情和病程发展情况，有针对性地制定各种不同营养治疗方案，开展营养健康教育和具体的膳食指导，可以帮助患者纠正不良的饮食习惯，增强机体的抵抗力，促进组织修复、改善代谢机能，纠正营养缺乏，达到辅助治疗的目的。

自 测 题

一、名词解释

1. 食物交换份　　2. 骨质疏松症

二、填空题

1. 高血压患者营养应控制膳食中_____的摄入量，适当增加_____、_____等无机盐的摄入量。

2. 消化性溃疡配餐禁忌三类食物是_____、_____和_____的食物。

3. 脂肪肝营养治疗原则控制_____，以防止_____导致的脂肪肝。

4. 急性肾炎营养治疗的原则是提供_____、_____、_____的膳食，控制_____摄入。

5. 补钙的方法有_____和_____。

三、选择题

1. 心血管疾病患者应限制膳食中的（　　）

A. 饱和脂肪酸　　　　B. 单不饱和脂肪酸

C. 多不饱和脂肪酸　　D. 磷脂

E. 植物固醇

2. 高血压的饮食要求是首先控制（　　）

A. 钾盐　　　　　　　B. 钠盐

C. 钙　　　　　　　　D. 镁

E. 铁

3. 下列哪项不是冠心病的膳食要求（　　）

A. 控制总能量　　　　B. 控制脂肪

C. 适量蛋白质　　　　D. 高碳水化合物

E. 多吃降压降脂食物

4. 下列哪项不是消化性溃疡的营养治疗原则（　　）

A. 营养全面合理

B. 避免刺激性过强、含纤维多、扩张胃肠食品

C. 少量多餐

D. 细嚼慢咽

E. 过酸、过甜、过咸食物均可食用

5. 急性肾炎宜少吃的食物（　　）

A. 大米 　　　　　　B. 燕麦

C. 山药 　　　　　　D. 咸鱼

E. 土豆

6. 食物交换份表中不同种类的每份食物可提供基本相同的（　　）

A. 蛋白质 　　　　　B. 脂肪

C. 糖类 　　　　　　D. 能量

E. 维生素

7. 下列哪一种疾病患者应给予低嘌呤膳食（　　）

A. 高血压 　　　　　B. 糖尿病

C. 冠心病 　　　　　D. 肾炎

E. 痛风

8. 马先生，64 岁，2 型糖尿病患者，身高 175cm，体重 90kg，血脂正常，无高血压，办公室工作，建议他每天应摄入的能量是（　　）

A. 1000 ～ 1400kcal 　　B. 1400 ～ 1800kcal

C. 1600 ～ 2000kcal 　　D. 1800 ～ 2200kcal

E. 2000 ～ 2400kcal

9. 李女士，43 岁，消化性溃疡多年，近期饥饿痛和空腹痛基本缓解，偶有反酸、嗳气、此期间可食用（　　）

A. 咖啡 　　　　　　B. 糯米团

C. 冷面 　　　　　　D. 软饭

E. 咖喱

10. 下列哪种营养缺乏可导致骨质疏松症（　　）

A. 脂肪 　　　　　　B. 糖

C. 维生素 D 　　　　D. 铁

E. 膳食纤维

四、简答题

1. 试述高血压营养治疗原则。

2. 消化性溃疡患者的饮食应注意哪些问题？

3. 简述糖尿病患者的营养治疗原则。

4. 何谓痛风？富含嘌呤的食物有哪些？

5. 简述骨质疏松症患者的营养治疗原则。

实习指导

实习 1　膳食调查与评价

【实习目的】

1. 掌握膳食调查的基本方法。

2. 熟悉膳食计算的一般步骤。

3. 学会对膳食调查结果进行科学分析与评价。

【实践课时】2 学时。

【实习步骤】

1. 采用 24 小时回顾法，记录本人一日摄入的食物名称、重量。各种饭菜要折合成食物原料重量（实习表 1-1），市场购买的熟食、水果和包装食品可按实际重量计算。

实习表 1-1　学生一日膳食组成

餐别	饭菜名称	食物原料名称	原料重量 (g)

附：常见食物重量估计（实习表 1-2）

实习表 1-2　常见食物重量估计

食物名称	单位	重量（生重）		备注
		克	两	
大米饭	1 小标准碗	75	1.5	碗直径 12cm
	1 大标准碗	150	3	碗直径 16cm
大米粥	1 小标准碗	30	0.6	
	1 大标准碗	50	1	
馒头	1 个	100	2	自制品需看大小折算
面条（湿切面）	1 小标准碗	30	0.6	每斤湿面折合面粉 0.8 斤，3 斤湿面折合面粉 2.4 斤
	1 大标准碗	50	1	
面条（干切面）	1 小标准碗	75	1.5	干面条按面粉重量计算
	1 大标准碗	100	2	

续表

食物名称	单位	重量（生重）		备注
		克	两	
包子	1个	50	1	小笼包3～4个/两
饺子	平均6个	50	1	面粉重量，不包括馅
馄饨	9～10个	50	1	面粉重量，不包括馅
油条	1根	50	1	
油饼	1个	70～80	1.4～1.6	
炸糕	1个	50	1	糯米粉35g，红小豆15g
鸡蛋	1个	50		
苹果	1个	150		
蔬菜	1份	100～150		

2. 将一日三餐摄取的食物名称、重量填入实习表1-3。

查食物成分表（见附录2）或应用营养计算软件，计算一日膳食中能量和各种营养素的摄取量。

实习表 1-3　一日膳食食物成分计算表

餐次	食物名称	重量(g)	可食部(%)	蛋白质(g)	脂肪(g)	碳水化合物(g)	能量(kcal)	钙(mg)	铁(mg)	胡萝卜(mg)	维生素A(mg)	维生素B₁(mg)	维生素B₂(mg)	尼克酸(mg)	维生素C(mg)

3. 膳食中能量和各种营养素摄入量与DRIs比较并进行评价（实习表1-4）。

参考标准：一般认为，能量可有±5%的出入，其他营养素允许有±10%的出入，即摄入量占推荐量的百分比在90%～110%范围内均正常；若低于80%，说明体内贮存量降低，可能出现缺乏症状；若低于60%。说明严重不足，易引起相应缺乏症的出现。

实习表 1-4　膳食营养素评价表

营养素	蛋白质(g)	脂肪(g)	碳水化合物(g)	能量(kcal)	钙(mg)	铁(mg)	胡萝卜(mg)	维生素A(mg)	维生素B₁(mg)	维生素B₂(mg)	尼克酸(mg)	维生素C(mg)
摄入量												
推荐量												
摄入量/推荐量(×100%)												

4. 膳食结构与"平衡膳食宝塔"比较（实习表1-5）。

实习表 1-5　膳食结构与"平衡膳食宝塔"比较

食物类别	摄入量（g）	平衡膳食宝塔建议量（g）	比较（±）
谷类		350	
蔬菜		450	
水果		400	
肉、禽		75	
蛋类		50	
鱼、虾		75	
奶类		300	
大豆类		40	
烹调油		30	

5. 能量的食物来源（实习表 1-6）。

实习表 1-6　能量的食物来源

食物来源	提供能量（kcal）	占总能量的比例（%）
谷类		
其他植物性食物		
动物性食物		
纯能量食物		
合计		

6. 蛋白质的食物来源（见实习表 1-7）。

参考标准：在蛋白质摄入量满足人体需求的情况下，动物性蛋白质和大豆蛋白质总摄取量的比值在 30% 以上，可以认为蛋白质来源质量良好，如该比值低于 10%，则认为蛋白质来源质量差。

实习表 1-7　蛋白质的食物来源

类别	摄取量（g）	占蛋白质总摄入量的百分比（%）
动物类		
大豆类		
粮谷类		
蔬菜类		
合计		

7. 产能营养素占总能量的比例（实习表 1-8）。

参考标准：根据我国膳食结构特点，糖类提供的能量占总能量的 55%～65%，蛋白质占 10%～15%，脂肪占 20%～30% 比较适宜。

实习表 1-8　能量来源分配

类别	摄入量 (g)	产生能量 (kcal)	占总能量的百分比 (%)	标准 (%)
蛋白质				10 ～ 15
脂肪				20 ～ 30
糖类				55 ～ 65
合计				100

8. 三餐能量分配（实习表 1-9）。

参考标准：一般情况下，一日三餐能量分配比例为 3 ：4 ：3，即早餐提供能量占全天总能量的 30%，午餐占 40%，晚餐占 30% 比较适宜。

实习表 1-9　一日三餐能量分配

餐次	摄入能量 (kcal)	占全天能量总摄入量的百分比 (%)	推荐标准
早餐			30
午餐			40
晚餐			30
合计			100

【评价与建议】

根据以上膳食调查计算所得结果进行评价，评价内容包括：

1. 调查对象的一日膳食中营养素和能量是否符合膳食营养素参考摄入量标准？

2. 摄入的营养素和能量是否存在不足或过剩？

3. 优质蛋白质的来源是否合理？

4. 一日三餐的能量分配是否合理，如何进行调整？

实习 2　糖尿病患者食谱编制

【实习内容】

范某，男性，62 岁，身高 173cm，体重 82kg，职业司机（中体力活动）。患者有糖尿病史 10 余年，长年控制饮食，未使用胰岛素治疗。

请应用食物交换份法为患者设计一份一日食谱。

【实习步骤】

1. 计算全天能量供给量：

$$患者的标准体重 (kg) = 身高 (cm) - 105$$
$$全天能量供给量 = 能量供给标准 [kcal/(kg \cdot d)] \times 标准体重 (kg)$$
$$三大营养素供给量 (g)：$$
$$糖类（占总能量 60\%）=$$
$$脂肪（占总能量 25\%）=$$
$$蛋白质（占总能量 15\%）=$$

2. 根据患者全天的能量供给确定各类食物的有效换份数并分配到各餐。

3. 应用食物交换份表为患者设计一份一日食谱。

4. 写出实习报告与老师和同学进行评价、交流，提出修改意见。

实习3 匀浆膳的配制

【实习目的】

1. 熟悉匀浆膳的定义及特点。

2. 了解匀浆膳的适用人群。

3. 掌握匀浆膳的配制方法。

【实验时间】2 小时。

【定义】

匀浆膳是根据人体的营养需要及饮食特点，由多种食物混合后经搅碎机搅碎制成的膳食。是一种热能和营养素充足、比例恰当、营养成分齐全的平衡膳食。

【特点】

1. 匀浆膳所含营养成分与正常的膳食相似，并且各种营养素由天然食物提供。能满足中国营养学会推荐的每日膳食营养素参考摄入量要求。

2. 匀浆膳食内含膳食纤维，可预防由于病人长期卧床，肠蠕动差所引起的便秘。

3. 在体外被粉碎，溶解度好，容易消化。并且其 pH、渗透压适中，因此对胃肠道无刺激，不易引起腹胀、腹泻。

4. 匀浆膳食还可根据不同病人，不同疾病需要，随时更改和增减营养配方，充分满足病人需要，如免奶匀浆膳、低脂匀浆膳、素食匀浆膳等。

5. 能根据病人的饮食习惯进行配制，调配成咸、甜等不同口味供患者选用。

6. 配制方便，减少污染机会。

【功能】

1. 由于配制方便，可以减轻医护人员及患者家属的护理强度。

2. 意识障碍患者由鼻饲管输入匀浆液，可以保护胃肠黏膜、维护消化系统正常生理功能。

3. 可以提供机体需要的能量和各种营养素，改善患者整体营养状况，提高机体免疫力，减少术后感染和并发症的发生。

【适用人群】

本品适用于消化道功能正常而进食困难的患者以及需要进行营养支持的人群。

1. 咀嚼和吞咽困难者。

2. 意识障碍或昏迷者。

3. 厌食或其相关的疾病。

4. 慢性消耗性疾病。

5. 营养不良患者的手术前喂养。

6. 疾病康复期。

需要注意的是匀浆膳食对胃肠道外瘘、急性胰腺炎的患者要慎用。

【内容和方法】

匀浆膳食是将正常人的饮食去刺和去骨后，在电动搅碎机内磨碎成均匀的混合饮食，国外已有商品出售的匀浆膳食，而国内所有匀浆膳食多是在医院营养室自行配制。

匀浆膳的配制方法与步骤：

1. 匀浆膳食配方的制定

举例：请配制 1000ml 能量密度为 1kcal(4.184kJ)/ml 的匀浆膳食。

（1）营养素计算：1000ml 匀浆膳食中含热能 4184kJ(1000kcal)

按照平衡膳食的要求：蛋白质供能应占全天总热能的 10%～15%，脂肪提供的热能应占全天所需总热能 20%～30%，糖类供能应占全天所需总热能的 55%～65%。结合蛋白质，脂肪、糖类的产热系数分别为 4 kcal/g、9 kcal/g、4 kcal/g，计算如下：

蛋白质量 = 总热能（kcal）×15%/4 kcal/g=1000×15%÷4 kcal/g=37.5（g）

脂肪量 = 总热能（kcal）×30%/9 kcal/g=1000×30%÷9kcal/g=33（g）

糖类量 = 总热能（kcal）×55%÷4kcal/g=1000×55%÷4 kcal/g=137.5（g）

（2）固定 1000ml 匀浆膳食中常用的食物用量：如牛奶 250ml，蔬菜 250g（胡萝卜 100g、菠菜 150g）。注意可以按照平衡膳食宝塔中的食物种类进行选择即粮谷类、果蔬类、动物性食品、奶豆类、油脂类。

（3）查食物成分表

1）以上三种食物中含糖类为 8.5+8+4.5=21g；含蛋白质为 7.5+1+4.5=13g；含脂肪为 8g（蔬菜中的脂肪忽略不计）。

2）用每天应摄入的糖类总量（137.5g）减去以上常用食物中糖类量（21g），得谷类食物中糖类的量为 116.5g，查食物成分表，相当于馒头 245g（馒头生熟比为 1：1.5，相当于标准粉 163 克）。

3）245g 馒头中含蛋白质 18.3g。

4）用每天应摄入的蛋白质总量（37.5g）减去以上常用食物和主食中的蛋白质量（13g+18.3g），得肉类食物中蛋白质 6.2g，查食物成分表，相当于瘦猪肉 30g。

5）30g 瘦猪肉中的脂肪含量约为 1.9g。

6）每天应摄入的脂肪总量（33g）减去常用食物、主食和肉类食物中的脂肪量（8g+2.4g+1.9g），得油类用量为 21g。

7）1000ml 能量密度为 1kcal（4.184kJ）/ml 的匀浆膳食配方为：馒头 245g、蔬菜 250g（胡萝卜 100g、菠菜 150g）、瘦猪肉 30g、牛奶 250ml、油 21g、盐 2～3g，然后用水加至 1000 ml 制成匀浆。

注意：如果使用匀浆膳的时间较长，需要对配制的匀浆膳进行营养素供给的评价，了解匀浆膳提供的营养素是否真正能满足中国营养学会推荐的每日膳食营养素参考摄入量要求，如不能完全满足，应及时对匀浆膳的配方做调整使其达到摄入量标准要求。

2.匀浆膳食的配方举例　匀浆膳食的配方可根据以上的计算过程进行热能和营养素的计算，在临床上主要根据病人的病情确定热能和营养素的量，并依个人饮食习惯自行配制。可选择的食物有：

粮谷类：米饭、粥、面条、馒头等。

果蔬类：白菜、胡萝卜、油菜、菠菜、白萝卜、冬瓜、土豆等。

动物性食品：鸡肉、瘦猪肉、猪肝、鸡蛋、鱼、虾等。

奶豆类：牛奶、豆浆及豆腐、豆干等。

油脂类：植物油。

配方举例：

（1）浓米汤 350ml、蔬菜 250g、瘦猪肉 50g、鸡蛋 1 个、鲜牛奶 600ml、绵白糖 50g、香油 10g 及食盐 3g 混合煮熟后可用电动捣碎机磨碎食物成匀浆。

（2）软大米饭 50g、红胡萝卜 100g、煮鸡蛋 50g、煮猪肝 50g、豆腐 50g、牛奶 400ml、热植物油 10g、绵白糖 60g、盐 2g，加水搅成糊状匀浆。

3.匀浆膳食的制作方法举例　将馒头去掉外皮，蔬菜清洗干净后炒熟，鸡肉、瘦猪肉、鱼、虾等去骨、去皮、去刺后清洗干净，切成小块煮熟或炒熟，鸡蛋煮熟后去壳分成块，然后将每餐所需要的食物全部混合，加适量水一起用电动搅碎机捣碎搅匀，待全部搅成无颗粒糊状后再加食盐 1 ～ 2g/ 餐即可。匀浆膳食可以口服或管饲，应根据病情选择进食方式，另外要鼓励多进食。

参考文献

葛可佑 . 2005. 中国营养师培训教材 . 北京：人民卫生出版社 .

贺生，刘俊须 . 2014. 营养与膳食 . 北京：科技出版社 .

季兰芳 . 2011. 临床营养护理 . 杭州：浙江大学出版社 .

景兴科，腾艺萍 . 2010. 临床营养学 . 西安：第四军医大学出版社 .

李胜利 . 2004. 营养与膳食 . 北京：人民卫生出版社 .

刘锜 . 2010. 营养与膳食指导 . 第 2 版 . 北京：人民卫生出版社 .

刘岩，刘义成 . 2013. 营养与膳食 . 西安：第四军医大学出版社 .

孙长颢 . 2013. 营养与食品卫生学 . 第 7 版 . 北京：人民卫生出版社 .

王翠玲，李璞 . 2014. 营养与膳食 . 北京：人民卫生出版社 .

王忠福 . 2015. 营养与膳食 . 第 3 版 . 北京：人民卫生出版社 .

魏玉秋，左强 . 2015. 营养与膳食 . 第 2 版 . 北京：科学出版社 .

闫肖卿 . 2011. 营养与膳食 . 第 2 版 . 北京：高等教育出版社 .

营养与膳食教学大纲
（36课时）

一、职业素养目标

1. 具有良好的职业道德和伦理观念，自觉尊重服务对象的人格，保护其隐私。

2. 具有良好的医疗安全与法律意识，自觉遵守医疗卫生、计划生育相关法律法规，依法实施妇产科护理措施。

3. 具有健康的心理和认真负责的职业态度，能予服务对象以人文关怀。

4. 具有勤学善思的学习习惯、细心严谨的工作作风、较强的适应能力，团队合作的职业意识及享受好的沟通能力，关心尊重爱护病人。

5. 具有终身学习的理念，在学习和实践中不断地思考问题、研究问题、解决问题。

二、专业知识和技能

1. 掌握人体对热能和营养素的需要。

2. 掌握平衡膳食的概念，熟悉各类食品的营养价值。

3. 理解特殊人群的营养和常见疾病的营养治疗原则。

4. 了解医院膳食的种类、特点及使用对象。

三、教学内容和要求

教学内容	教学要求			教学内容	教学要求		
	了解	理解	掌握		了解	理解	掌握
一、绪论				2. 决定热能需要的主要因素			√
1. 营养学的基本概念			√	3. 热能的来源与参考摄入量			√
2. 营养学发展简史及在医学	√			（二）蛋白质			
中的地位		√		1. 蛋白质的生理功能			√
3. 营养与健康的关系				2. 必需氨基酸和氨基酸模式			√
4. 学习营养与膳食的目的和意义				3. 食物蛋白质的营养价值评价	√		
二、热能与营养素				4. 蛋白质的互补作用			√
（一）能量				5. 蛋白质营养不良			√
1. 能量单位和能量系数			√	6. 推荐摄入量及食物来源			√

教学内容	教学要求			教学内容	教学要求		
	了解	理解	掌握		了解	理解	掌握
（三）脂类				3. 老年人合理膳食	✓		
1. 脂类的功能			✓	四、各类食物的营养价值			
2. 必需脂肪酸			✓	（一）谷类食物的营养价值			
3. 供给量和食物			✓	1. 谷类结构及营养分布		✓	
来源				2. 谷类的营养价值		✓	
（四）糖类				3. 谷类的合理利用			
1. 糖类的分类及生理功能			✓	（二）豆类及其制品的营养价值			
2. 膳食纤维			✓	1. 豆类的营养成分			✓
3. 食物来源和参考摄入量			✓	2. 豆类营养价值的影响因素	✓		
（五）维生素				3. 豆类及其制品的合理利用	✓		
1. 维生素 A（视黄醇）			✓	（三）蔬菜、水果的营养价值			
2. 维生素 D			✓	1. 蔬菜、水果的营养成分			✓
3. 维生素 B₁（硫胺素）			✓	2. 蔬菜、水果的合理利用			✓
4. 维生素 B₂（核黄素）			✓	（四）畜禽肉及鱼类的营养价值			
5. 烟酸			✓	1. 畜、禽肉类的营养价值		✓	
6. 叶酸			✓	2. 鱼类的营养价值		✓	
7. 维生素 C（抗坏血酸）			✓	3. 加工烹调对营养价值的影响		✓	
（六）无机盐及微量元素				（五）奶及奶制品的营养价值			
1. 钙			✓	1. 奶类的营养价值			✓
2. 铁			✓	2. 奶制品的营养价值			✓
3. 锌			✓	（六）蛋及蛋制品的营养价值			
4. 碘			✓	1. 蛋类的营养价值	✓		
5. 硒			✓	2. 加工烹调对营养价值的影响	✓		
三、不同生理人群的营养				（七）菌藻类的营养价值			
（一）孕妇和乳母营养				1. 菌藻类的营养价值	✓		
1. 孕妇营养	✓			2. 菌藻类的保健功能和合理利用			
2. 乳母营养	✓			五、合理营养及评价			
（二）婴幼儿营养				（一）合理营养			
1. 婴儿营养	✓			1. 合理营养的概述			
2. 幼儿营养	✓			2. 膳食结构			✓
（三）儿童与青少年营养				（二）膳食指南与膳食宝塔			
1. 儿童营养	✓			1. 膳食指南的概念			✓
2. 青少年营养	✓			2. 中国居民膳食指南			✓
（四）老年人营养				（三）营养调查与评价			
1. 老年人生理特点	✓			1. 居民营养情况调查概述	✓		
2. 老年人营养需要	✓			2. 营养调查的实施	✓		

续表

教学内容	了解	理解	掌握	教学内容	了解	理解	掌握
3. 社会营养监测	√			（二）胃肠道疾病的营养与膳食			
六、食品安全与食品科学				1. 胃炎的营养与膳食	√		
（一）无公害农产品、绿色食品、有机食品				2. 消化性溃疡的营养与膳食			
1. 无公害农产品				（三）肝胆疾病的营养与膳食	√		
2. 绿色食品				1. 病毒性肝炎的营养与膳食		√	
3. 有机食品				2. 脂肪肝的营养与膳食		√	
（二）强化食品、保健食品、转基因食品	√			3. 肝硬化的营养与膳食			√
1. 强化食品				4. 胆囊炎和胆石症的营养与膳食			√
2. 保健食品				（四）肾脏疾病的营养与膳食			
3. 转基因食品				1. 急性肾小球肾炎的营养与膳食		√	
七、医院膳食				2. 慢性肾小球肾炎的营养与膳食		√	
（一）基本膳食		√		（五）糖尿病的营养与膳食			
（二）治疗膳食				1. 营养治疗原则		√	
（三）诊断试验膳食				2. 糖尿病食谱编制方法（食品交换疗法）		√	
（四）治疗膳食的营养途径				（六）骨质疏松症的营养与膳食			
1. 肠内营养		√		1. 营养治疗原则	√		
2. 肠外营养		√		2. 食物选择			√
八、常见疾病的营养与膳食				（七）痛风的营养与膳食			
（一）心血管疾病的营养与膳食	√			1. 营养治疗原则			√
1. 高血压的营养与膳食				2. 食物选择			√
2. 冠心病的营养与膳食							

教学内容	理会	掌握	熟练掌握
实习1　膳食调查与评价		√	
实习2　糖尿病患者食谱编制		√	
实习3　匀浆膳的配制	√		

教学内容	理论	实践	合计
1. 绪论	1		1
2. 热能与营养素	5		5
3. 不同生理人群的营养	4		4
4. 各类食物的营养价值	4		4
5. 合理营养及评价	2	2	4
6. 食品安全与食品科学	2		2
7. 医院膳食	2	4	6
8. 常见疾病的营养与膳食	8	2	10
合计	28	8	36

说明：

1. 本教学要求及作为教学参考，任课教师应根据本地区情况进行重点讲解。

2. 个别章节学时不足时可适当调节。

3. 教学过程可采用多种教学形式。

4. 发挥学生的主观能动性，以满足部分学生对知识的深层次追求。

自测题参考答案

第 2 章

1.D 2.C 3.D 4.C 5.D 6.C 7.D 8.C 9.C 10.E 11.B 12.E 13.B 14.C 15.E 16.B 17.C 18.D 19.C 20.A 21.B 22.C 23.E

第 3 章

1.C 2.B 3.C 4.E 5.C 6.B 7.E 8.A 9.D 10.C

第 4 章

1.A 2.B 3.C 4.E 5.C 6.E 7.B 8.D 9.C 10.C 11.E 12.E 13.B 14.E

第 5 章

1.E 2.A 3.B 4.A 5.D 6.B 7.D 8.B 9.C 10.B 11.B 12.D

第 6 章

1.B 2.A 3.E 4.D 5.A 6.C

第 7 章

1.E 2.D 3.B 4.C 5.C 6.D 7.A 8.C 9.A 10.A 11.A 12.A 13.E 14.E 15.A 16.C 17.A 18.A 19.C 20.D

第 8 章

1.A 2.B 3.D 4.E 5.D 6.D 7.E 8.B 9.D 10.C

附录 1 中国居民膳食营养素参考（DRIs）摄入量表（2013版）

附表1-1 中国居民膳食能量需要量（EER）

人群	能量（MJ/d）						能量/（kcal/d）					
	男			女			男			女		
	身体活动水平（轻）	身体活动水平（中）	身体活动水平（重）	身体活动水平（轻）	身体活动水平（中）	身体活动水平（重）	身体活动水平（轻）	身体活动水平（中）	身体活动水平（重）	身体活动水平（轻）	身体活动水平（中）	身体活动水平（重）
0岁~		0.38MJ/（kg.d）			0.38MJ/（kg.d）			90kcal/（kg.d）			90kcal/（kg.d）	
0.5岁~		0.33MJ/（kg.d）			0.33MJ/（kg.d）			80kcal/（kg.d）			80kcal/（kg.d）	
1岁~		3.77			3.35			900			800	
2岁~		4.60			4.18			1 100			1 000	
3岁~		5.23			5.02			1 250			1 200	
4岁~		5.44			5.23			1 300			1 250	
5岁~		5.86			5.44			1 400			1 300	
6岁~	5.86		7.53	5.23		6.90	1 400		1 800	1 250		1 650
7岁~	6.28		7.95	5.65		7.32	1 500		1 900	1 350		1 750
8岁~	6.90		8.79	6.07		7.95	1 650		2 100	1 450		1 900

续表

人群	能量（MJ/d）						能量/(kcal/d)					
	男			女			男			女		
	身体活动水平（轻）	身体活动水平（中）	身体活动水平（重）	身体活动水平（轻）	身体活动水平（中）	身体活动水平（重）	身体活动水平（轻）	身体活动水平（中）	身体活动水平（重）	身体活动水平（轻）	身体活动水平（中）	身体活动水平（重）
9岁~	7.32	8.37	9.41	6.49	7.53	8.37	1 750	2 000	2 250	1 550	1 800	2 000
10岁~	7.53	8.58	9.62	6.90	7.95	9.00	1 800	2 050	2 300	1 650	1 900	2 150
11岁~	8.58	9.83	10.88	7.53	8.58	9.62	2 050	2 350	2 600	1 800	2 050	2 300
14岁~	10.46	11.92	13.39	8.37	9.62	10.67	2 500	2 850	3 200	2 000	2 300	2 550
18岁~	9.41	10.88	12.55	7.53	8.79	10.04	2 250	2 600	3 000	1 800	2 100	2 400
50岁~	8.79	10.25	11.72	7.32	8.58	9.83	2 100	2 450	2 800	1 750	2 050	2 350
65岁~	8.58	9.83	—ᵃ	7.11	8.16	—	2 050	2 350	—	1 700	1 950	—
80岁~	7.95	9.20	—	6.28	7.32	—	1 900	2 200	—	1 500	1 750	—
孕妇（早）	—	—	—	+0ᵇ	+0	+0	—	—	—	+0	+0	+0
孕妇（中）	—	—	—	+1.26	+1.26	+1.26	—	—	—	+300	+300	+300
孕妇（晚）	—	—	—	+1.88	+1.88	+1.88	—	—	—	+450	+450	+450
乳母	—	—	—	+2.09	+2.09	+2.09	—	—	—	+500	+500	+500

a. 未制定参考值者用"—"表示

b. "+"表示在同龄人群参考值基础上额外增加量

附表1-2 中国居民膳食蛋白质参考摄入量（DRIs）

人群	EAR/（g/d）		RNI/（g/d）	
	男	女	男	女
0岁～	—ᵃ	—	9（AI）	9（AI）
0.5岁～	15	15	20	20
1岁～	20	20	25	25
2岁～	20	20	25	25
3岁～	25	25	30	30
4岁～	25	25	30	30
5岁～	25	25	30	30
6岁～	25	25	35	35
7岁～	30	30	40	40
8岁～	30	30	40	40
9岁～	40	40	45	45
10岁～	40	40	50	50
11岁～	50	45	60	55
14岁～	60	50	75	60
18岁～	60	50	65	55
50岁～	60	50	65	55
65岁～	60	50	65	55
80岁～	60	50	65	55
孕妇（早）	—	+0ᵇ	—	+0
孕妇（中）	—	+10	—	+15
孕妇（晚）	—	+25	—	+30
乳母	—	+20	—	+25

a. 未制定参考值者用"—"表示

b. "＋"表示在同龄人群参考值基础上额外增加量

附表1-3 中国居民膳食碳水化合物、脂肪酸参考摄入量（DRIs）

人群	总碳水化合物/（g/d）	亚油酸/（%Eᵇ）	α-亚麻酸/（%E）	EPA＋DHA/（g/d）
	EAR	AI	AI	AI
0岁～	60（AI）	7.3（0.15gᶜ）	0.87	0.10ᵈ
0.5岁～	85（AI）	6.0	0.66	0.10ᵈ
1岁～	120	4.0	0.60	0.10ᵈ
4岁～	120	4.0	0.60	—
7岁～	120	4.0	0.60	—
11岁～	150	4.0	0.60	—
14岁～	150	4.0	0.60	—
18岁～	120	4.0	0.60	—
50岁～	120	4.0	0.60	—
65岁～	—ᵃ	4.0	0.60	—
80岁～	—	4.0	0.60	—
孕妇（早）	130	4.0	0.60	0.25（0.20ᵈ）
孕妇（中）	130	4.0	0.60	0.25（0.20ᵈ）
孕妇（晚）	130	4.0	0.60	0.25（0.20ᵈ）
乳母	160	4.0	0.60	0.25（0.20ᵈ）

a. 未制定参考值者用"—"表示

b. %E为占能量的百分比

c. 为花生四烯酸

d. DHA

注： 我国2岁以上儿童及成人膳食中来源于食品工业加工产生的反式脂肪酸的UL为＜1%E

附表1-4　中国居民膳食常量元素参考摄入量（DRIs）

人群	钙/（mg/d）			磷/（mg/d）			钾/（mg/d）		钠/（mg/d）		镁/（mg/d）		氯/（mg/d）
	EAR	RNI	UL	EAR	RNI	UL°	AI	PI	AI	PI	EAR	RNI	AI
0岁~	—ᵃ	200（AI）	1000	—	100（AI）	—	350	—	170	—	—	20（AI）	260
0.5岁~	—	250（AI）	1500	—	180（AI）	—	550	—	350	—	—	65（AI）	550
1岁~	500	600	1500	250	300	—	900	—	700	—	110	140	1100
4岁~	650	800	2000	290	350	—	1200	2100	900	1200	130	160	1400
7岁~	800	1000	2000	400	470	—	1500	2800	1200	1500	180	220	1900
11岁~	1000	1200	2000	540	640	—	1900	3400	1400	1900	250	300	2200
14岁~	800	1000	2000	590	710	—	2200	3900	1600	2200	270	320	2500
18岁~	650	800	2000	600	720	3500	2000	3600	1500	2000	280	330	2300
50岁~	800	1000	2000	600	720	3500	2000	3600	1400	1900	280	330	2200
65岁~	800	1000	2000	590	700	3000	2000	3600	1400	1800	270	320	2200
80岁~	800	1000	2000	560	670	3000	2000	3600	1300	1700	260	310	2000
孕妇（早）	+0ᵇ	+0	2000	+0	+0	3500	+0	3600	+0	2000	+30	+40	+0
孕妇（中）	+160	+200	2000	+0	+0	3500	+0	3600	+0	2000	+30	+40	+0
孕妇（晚）	+160	+200	2000	+0	+0	3500	+0	3600	+0	2000	+30	+40	+0
乳母	+160	+200	2000	+0	+0	3500	+400	3600	+0	2000	+0	+0	+0

a. 未制定参考值者用 "—" 表示

b. "+" 表示在同龄人群参考值基础上额外增加量

c. 有些营养素未制定可耐受最高摄入量，主要是因为研究资料不充分，并不表示过量摄入没有健康风险

附表1-5　中国居民膳食微量元素参考摄入量（DRIs）

人群	铁/(mg/d) EAR 男	女	RNI 男	女	UL^c	碘/(µg/d) EAR	RNI	UL	锌/(mg/d) EAR 男	女	RNI 男	女	UL	硒/(µg/d) EAR	RNI	UL	铜/(mg/d) EAR	RNI	UL	氟/(mg/d) AI	UL	铬/(µg/d) AI	锰/(mg/d) AI	UL	钼/(µg/d) EAR	RNI	UL
0岁~	—ᵃ	—	0.3 (AI)		—	—	85 (AI)	—	—		2.0 (AI)		—	—	15 (AI)	55	—	0.3 (AI)	—	0.01	—	0.2	0.01	—	—	2 (AI)	—
0.5岁~	7		10		—	—	115 (AI)	—	2.8		3.5		—	—	20 (AI)	80	—	0.3 (AI)	—	0.23	—	4.0	0.7	—	—	15 (AI)	—
1岁~	6		9		25	65	90	—	3.2		4.0		8	20	25	100	0.25	0.3	2	0.6	0.8	15	1.5	—	35	40	200
4岁~	7		10		30	65	90	200	4.6		5.5		12	25	30	150	0.30	0.4	3	0.7	1.1	20	2.0	3.5	40	50	300
7岁~	10		13		35	65	90	300	5.9		7.0		19	35	40	200	0.40	0.5	4	1.0	1.7	25	3.0	5.0	55	65	450
11岁~	11	14	15	18	40	75	110	400	8.2	7.6	10.0	9.0	28	45	55	300	0.55	0.7	6	1.3	2.5	30	4.0	8.0	75	90	650
14岁~	12	14	16	18	40	85	120	500	9.7	6.9	11.5	8.5	35	50	60	350	0.60	0.8	7	1.5	3.1	35	4.5	10	85	100	800
18岁~	9	15	12	20	42	85	120	600	10.4	6.1	12.5	7.5	40	50	60	400	0.60	0.8	8	1.5	3.5	30	4.5	11	85	100	900
50岁~	9	9	12	12	42	85	120	600	10.4	6.1	12.5	7.5	40	50	60	400	0.60	0.8	8	1.5	3.5	30	4.5	11	85	100	900
65岁~	9	9	12	12	42	85	120	600	10.4	6.1	12.5	7.5	40	50	60	400	0.60	0.8	8	1.5	3.5	30	4.5	11	85	100	900
80岁~	9	9	12	12	42	85	120	600	10.4	6.1	12.5	7.5	40	50	60	400	0.60	0.8	8	1.5	3.5	30	4.5	11	85	100	900
孕妇（早）	—	+0ᵇ		+0	42	+75	+110	600		+1.7		+2.0	40	+4	+5	400	+0.10	+0.1	8	+0	3.5	+1.0	+0.4	11	+7	+10	900
孕妇（中）	—	+4		+4	42	+75	+110	600		+1.7		+2.0	40	+4	+5	400	+0.10	+0.1	8	+0	3.5	+4.0	+0.4	11	+7	+10	900
孕妇（晚）	—	+7		+9	42	+75	+110	600		+1.7		+2.0	40	+4	+5	400	+0.10	+0.1	8	+0	3.5	+6.0	+0.4	11	+7	+10	900
乳母	—	+3		+4	42	+85	+120	600		+3.8		+4.5	40	+15	+18	400	+0.50	+0.6	8	+0	3.5	+7.0	+0.3	11	+3	+3	900

a. 未制定参考值者用 "—" 表示

b. "+" 表示在同龄人群参考值基础上额外增加量

c. 有些营养素未制定可耐受最高摄入量，主要是因为研究资料不充分，并不表示过量摄入没有健康风险

附表1-6　中国居民膳食脂溶性维生素参考摄入量（DRIs）

人群	维生素A/（μgRAE/d）^c EAR 男	EAR 女	RNI 男	RNI 女	UL^f	维生素D/（μg/d） EAR	RNI	UL	维生素E/（mgα-TE/d）^d AI	UL^e	维生素K/（μg/d） AI
0岁~	—^a	—	300（AI）	300（AI）	600	—	10（AI）	20	3	—	2
0.5岁~	—	—	350（AI）	350（AI）	600	—	10（AI）	20	4	—	10
1岁~	220	220	310	310	700	8	10	20	6	150	30
4岁~	260	260	360	360	900	8	10	30	7	200	40
7岁~	360	360	500	500	1 500	8	10	45	9	350	50
11岁~	480	450	670	630	2 100	8	10	50	13	500	70
14岁~	590	450	820	630	2 700	8	10	50	14	600	75
18岁~	560	480	800	700	3 000	8	10	50	14	700	80
50岁~	560	480	800	700	3 000	8	10	50	14	700	80
65岁~	560	480	800	700	3 000	8	15	50	14	700	80
80岁~	560	480	800	700	3 000	8	15	50	14	700	80
孕妇（早）	—	+0^b	—	+0	3 000	+0	+0	50	+0	700	+0
孕妇（中）	—	+50	—	+70	3 000	+0	+0	50	+0	700	+0
孕妇（晚）	—	+50	—	+70	3 000	+0	+0	50	+0	700	+0
乳母	—	+400	—	+600	3 000	+0	+0	50	+3	700	+5

a. 未制定参考值者用"—"表示

b. "+"表示在同龄人群基础上额外增加量

c. 视黄醇活性当量（RAE，μg）=膳食或补充剂来源全反式视黄醇（μg）+1/2补充剂纯品全反式β-胡萝卜素（μg）+1/12膳食全反式β-胡萝卜素（μg）+1/24其他膳食维生素A原类胡萝卜素（μg）

d. α-生育酚当量（α-TE，mg），膳食中总α-TE当量（mg）=1×α-生育酚（mg）+0.5×β-生育酚（mg）+0.1×γ-生育酚（mg）+0.02×δ-生育酚（mg）+0.3×α-三烯生育酚（mg）

e. 有些营养素未制定可耐受最高摄入量，主要是因为研究资料不充分，并不表示过量摄入没有健康风险

f. 不包括来自膳食维生素A原类胡萝卜素的RAE

附表1-7 中国居民膳食水溶性维生素参考摄入量（DRIs）

人群	维生素B$_1$/(mg/d) EAR 男	EAR 女	RNI 男	RNI 女	维生素B$_2$/(mg/d) EAR 男	EAR 女	RNI 男	RNI 女	维生素B$_6$/(mg/d) EAR	RNI	UL[f]	维生素B$_{12}$/(µg/d) EAR	RNI	泛酸/(mg/d) AI	叶酸/(µgDFE/d)[c] EAR	RNI	UL[d]	烟酸/(mgNE/d)[e] EAR 男	EAR 女	RNI 男	RNI 女	UL	烟酰胺/(mg/d) UL	胆碱/(mg/d) AI 男	AI 女	UL	生物素/(µg/d) AI	维生素C/(mg/d) EAR	RNI	PI	UL
0岁~	—[a]	—	0.1(AI)		—	—	0.4(AI)		—	0.2(AI)	—	—	0.3(AI)	1.7	—	65(AI)	—	—	—	2(AI)		—	—	120		—	5	—	40(AI)	—	400
0.5岁~	—	—	0.3(AI)		—	—	0.5(AI)		—	0.4(AI)	—	—	0.6(AI)	1.9	—	100(AI)	—	—	—	3(AI)		—	—	150		—	9	—	40(AI)	—	600
1岁~	0.5	0.5	0.6	0.6	0.5	0.5	0.6	0.6	0.5	0.6	20	0.8	1.0	2.1	130	160	300	5	5	6	6	10	100	200	200	1000	17	35	40	—	400
4岁~	0.6	0.6	0.8	0.8	0.6	0.6	0.7	0.7	0.6	0.7	25	1.0	1.2	2.5	150	190	400	7	6	8	8	15	130	250	250	1000	20	40	50	—	600
7岁~	0.8	0.8	1.0	1.0	0.8	0.8	1.0	1.0	0.8	1.0	35	1.3	1.6	3.5	210	250	600	9	8	11	10	20	180	300	300	1500	25	55	65	—	1000
11岁~	1.1	1.0	1.3	1.1	1.1	0.9	1.3	1.1	1.1	1.3	45	1.8	2.1	4.5	290	350	800	11	10	14	12	25	240	400	400	2000	35	75	90	—	1400
14岁~	1.3	1.1	1.6	1.3	1.3	1.0	1.5	1.2	1.2	1.4	55	2.0	2.4	5.0	320	400	900	14	11	16	13	30	280	500	400	2500	40	85	100	—	1800
18岁~	1.2	1.0	1.4	1.2	1.2	1.0	1.4	1.2	1.2	1.4	60	2.0	2.4	5.0	320	400	1000	12	10	15	12	35	310	500	400	3000	40	85	100	200	2000
50岁~	1.2	1.0	1.4	1.2	1.2	1.0	1.4	1.2	1.3	1.6	60	2.0	2.4	5.0	320	400	1000	12	10	14	12	35	310	500	400	3000	40	85	100	200	2000
65岁~	1.2	1.0	1.4	1.2	1.2	1.0	1.4	1.2	1.3	1.6	60	2.0	2.4	5.0	320	400	1000	11	9	14	11	35	300	500	400	3000	40	85	100	200	2000
80岁~	1.2	1.0	1.4	1.2	1.2	1.0	1.4	1.2	1.3	1.6	60	2.0	2.4	5.0	320	400	1000	11	8	13	10	30	280	500	400	3000	40	85	100	200	2000
孕妇（早）	—	+0[b]	—	+0	—	+0	—	+0	+0.7	+0.8	60	+0.4	+0.5	+1.0	+200	+200	1000	—	+0	—	+0	35	310	—	+20	3000	+0	+0	+0	200	2000
孕妇（中）	—	+0.1	—	+0.2	—	+0.1	—	+0.2	+0.7	+0.8	60	+0.4	+0.5	+1.0	+200	+200	1000	—	+0	—	+0	35	310	—	+20	3000	+0	+10	+15	200	2000
孕妇（晚）	—	+0.2	—	+0.3	—	+0.2	—	+0.3	+0.7	+0.8	60	+0.4	+0.5	+1.0	+200	+200	1000	—	+0	—	+0	35	310	—	+20	3000	+0	+10	+15	200	2000
乳母	—	+0.2	—	+0.3	—	+0.2	—	+0.3	+0.2	+0.3	60	+0.6	+0.8	+2.0	+130	+150	1000	—	+2	—	+3	35	310	—	+120	3000	+10	+40	+50	200	2000

a. 未制定参考值者用"—"表示

b. "+"表示在同龄人群参考值基础上额外增加量

c. 膳食叶酸当量（DFE, µg）＝天然食物来源叶酸（µg）＋1.7×合成叶酸（µg）

d. 指合成叶酸摄入量上限，不包括天然食物来源的叶酸量，单位：µg/d

e. 烟酸当量（NE, mg）＝烟酸（mg）＋1/60色氨酸（mg）

f. 有些营养素未制定可耐受最高摄入量，主要是因为研究资料不充分，并不表示过量摄入没有健康风险

附录2 常见食物一般营养成分表（每100g食部）

附表2-1 谷类及其制品

食物名称	食部（%）	水分（%）	能量（kcal）	蛋白质（g）	脂肪（g）	碳水化合物（g）	维生素A（μgRE）	胡萝卜素（μg）	硫胺素（mg）	核黄素（mg）	维生素C（mg）	维生素E（mg）	钙（mg）	钾（mg）	钠（mg）	铁（mg）	锌（mg）
粳米（标一）	100	13.7	345	7.7	0.6	77.4	—	—	0.16	0.08	—	1.01	11	97	2.4	1.1	1.45
粳米饭（蒸）	100	70.6	118	2.6	0.3	26.2	—	—	—	0.03	—	—	7	39	3.3	2.2	1.36
粳米粥	100	88.6	47	1.1	0.3	9.9	—	—	—	0.03	—	—	7	13	2.8	0.1	0.20
小麦粉（标准粉）	100	12.7	349	11.2	1.5	73.6	—	—	0.28	0.08	—	1.82	31	190	3.1	3.5	1.64
挂面（标准粉）	100	12.4	348	10.1	0.7	76.0	—	—	0.19	0.04	—	1.11	14	157	150	3.5	1.22
馒头（标准粉）	100	40.5	236	7.8	1	49.8	—	—	0.05	0.07	—	0.86	18	129	165.2	1.9	1.01
油条	100	21.8	388	6.9	17.6	51.0	—	—	0.01	0.07	—	3.19	6	227	585.2	1.0	0.75
玉米（鲜）	46	71.3	112	4.0	1.2	22.8	—	—	0.16	0.11	16	0.46	—	238	1.1	1.1	0.90
玉米面（黄）	100	12.1	352	8.1	3.3	75.2	7	40	0.26	0.09	—	3.80	22	249	2.3	3.2	1.42
小米	100	11.6	361	9.0	3.1	75.1	17	100	0.33	0.1	—	3.63	41	284	4.3	5.1	1.87
小米粥	100	89.3	46	1.4	0.7	8.4	—	—	0.02	0.07	—	0.26	10	19	4.1	1.0	0.41
方便面	100	3.6	473	9.5	21.1	61.6	—	—	0.12	0.06	—	2.28	25	134	1144.0	4.1	1.06
粳糯米	100	13.8	344	7.9	0.8	76.7	—	—	0.2	0.05	—	0.08	21	125	2.8	1.9	1.77
燕麦片	100	9.2	377	15	6.7	66.9	—	—	0.3	0.13	—	3.07	186	214	3.7	7.0	2.59

附表2-2 薯类、淀粉及其制品

食物名称	食物(%)	水分(g)	能量(kcal)	蛋白质(g)	脂肪(g)	碳水化合物(g)	维生素A(μgRE)	胡萝卜素(μg)	硫胺素(mg)	核黄素(mg)	维生素C(mg)	维生素E(mg)	钙(mg)	钾(mg)	钠(mg)	铁(mg)	锌(mg)
马铃薯	94	79.8	77	2.0	0.2	17.2	5	30	0.08	0.04	27	0.34	8	342	2.7	0.8	0.37
马铃薯粉	100	12.0	340	7.2	0.5	77.4	20	120	0.08	0.06	—	0.28	171	1075	4.7	10.7	1.22
甘薯（红心）	90	73.4	102	1.1	0.2	24.7	125	750	0.04	0.04	26	0.28	23	130	28.5	0.5	0.15
甘薯粉	100	14.5	336	2.7	0.2	80.9	3	20	0.03	0.05	—	—	33	66	26.4	10.0	0.29
藕粉	100	6.4	373	0.2	—	93.0	—	—	…	0.01	—	—	8	35	10.8	17.9	0.15
粉丝	100	15.0	338	0.8	0.2	83.7	—	—	0.03	0.02	18	—	31	18	9.3	6.4	0.27

附表2-3 干豆类及其制品

食物名称	食物(%)	水分(g)	能量(kcal)	蛋白质(g)	脂肪(g)	碳水化合物(g)	维生素A(μgRE)	胡萝卜素(μg)	硫胺素(mg)	核黄素(mg)	维生素C(mg)	维生素E(mg)	钙(mg)	钾(mg)	钠(mg)	铁(mg)	锌(mg)
黄豆	100	10.2	390	35.0	16.0	34.2	37	220	0.41	0.20	—	18.90	191	1503	2.2	8.2	3.34
黄豆粉	100	6.7	432	32.7	18.3	37.6	63	380	0.31	0.22	—	33.69	207	1890	3.6	8.1	3.89
豆浆	100	96.4	16	1.8	0.7	1.1	15	90	0.02	0.02	—	0.80	10	48	3.0	0.5	0.24
豆腐（内酯）	100	89.2	50	5.0	1.9	3.3	—	—	0.06	0.03	—	3.26	17	95	6.4	0.8	0.55
豆腐皮	100	16.5	410	44.6	17.4	18.8	—	—	0.31	0.11	—	20.63	116	536	9.4	13.9	3.81
豆腐干	100	65.2	142	16.2	3.6	11.5	—	—	0.03	0.07	—	—	308	140	76.5	4.9	1.76
腐竹	100	7.9	461	44.6	21.7	22.3	10	60	0.13	0.07	—	27.84	77	553	26.5	16.5	3.69
素鸡	100	64.3	194	16.5	12.5	4.2	—	—	0.02	0.03	—	17.80	319	42	373.8	5.3	1.74
烤麸	100	68.6	121	20.4	0.3	9.3	—	—	0.04	0.05	—	0.42	30	25	230.0	2.7	1.19

续表

食物名称	食物(%)	水分(g)	能量(kcal)	蛋白质(g)	脂肪(g)	碳水化合物(g)	维生素A(μgRE)	胡萝卜素(μg)	硫胺素(mg)	核黄素(mg)	维生素C(mg)	维生素E(mg)	钙(mg)	钾(mg)	钠(mg)	铁(mg)	锌(mg)
绿豆	100	12.3	329	21.6	0.8	62.0	22	130	0.25	0.11	—	10.91	81	787	3.2	6.5	2.18
赤小豆	100	12.6	324	20.2	0.6	63.4	12	80	0.16	0.11	—	14.36	74	860	2.20	7.4	2.20
蚕豆(去皮)	100	11.3	347	25.4	1.6	58.9	50	300	0.20	0.20	—	6.68	54	801	2.2	2.5	3.32
蚕豆(炸)	100	10.5	447	26.7	20.0	40.4	—	—	0.16	0.12	—	5.15	207	742	547.9	3.6	2.83
豌豆	100	10.4	334	20.3	1.1	65.8	42	250	0.49	0.14	—	8.47	97	823	9.7	4.9	2.35
黑豆(黑大豆)	100	9.9	401	36.0	15.9	33.6	5	30	0.2	0.33	—	17.36	224	1377	3	7	4.18

附表2-4　蔬菜类及制品

食物名称	食物(%)	水分(g)	能量(kcal)	蛋白质(g)	脂肪(g)	碳水化合物(g)	维生素A(μgRE)	胡萝卜素(μg)	硫胺素(mg)	核黄素(mg)	维生素C(mg)	维生素E(mg)	钙(mg)	钾(mg)	钠(mg)	铁(mg)	锌(mg)
白萝卜	95	93.4	23	0.9	0.1	5.0	3	20	0.02	0.03	21	0.92	36	173	61.8	0.5	0.30
红萝卜	97	93.8	22	1	0.1	4.6	Tr	Tr	0.05	0.02	3	1.20	11	110	62.7	2.8	0.69
胡萝卜(黄)	97	87.4	46	1.4	0.2	10.2	668	4010	0.04	0.04	16	—	32	193	25.1	0.5	0.14
刀豆	92	89.0	40	3.1	0.3	7.0	37	220	0.05	0.07	15	0.40	49	209	8.5	4.6	0.84
豆角	96	90.0	34	2.5	0.2	6.7	33	200	0.05	0.07	18	2.24	29	207	3.4	1.5	0.54
荷兰豆	88	91.9	30	2.5	0.3	4.9	80	480	0.09	0.04	16	0.30	51	116	8.8	0.9	0.50
黄豆芽	100	88.8	47	4.5	1.6	4.5	5	30	0.04	0.07	8	0.80	21	160	7.2	0.9	0.54
绿豆芽	100	94.6	19	2.1	0.1	2.9	3	20	0.05	0.06	6	0.19	9	68	4.4	0.6	0.35
豌豆苗	86	89.6	38	4.0	0.8	4.6	445	2667	0.05	0.11	67	2.46	40	222	18.5	4.2	0.77
西红柿	97	94.4	20	0.9	0.2	4.0	92	550	0.03	0.03	19	0.57	10	163	5.0	0.4	0.13

续表

食物名称	食物（%）	水分（g）	能量（kcal）	蛋白质（g）	脂肪（g）	碳水化合物（g）	维生素A（μgRE）	胡萝卜素（μg）	硫胺素（mg）	核黄素（mg）	维生素C（mg）	维生素E（mg）	钙（mg）	钾（mg）	钠（mg）	铁（mg）	锌（mg）
茄子	93	93.4	23	1.1	0.2	4.9	8	50	0.02	0.04	5	1.13	24	142	5.4	0.5	0.23
甜椒	82	93.0	25	1.0	0.2	5.4	57	340	0.03	0.03	72	0.59	14	142	3.3	0.8	0.19
辣椒（青）	84	91.9	27	1.4	0.3	5.8	57	340	0.03	0.04	62	0.88	15	209	2.2	0.7	0.22
冬瓜	80	96.6	12	0.4	0.2	2.6	13	80	0.01	0.01	18	0.08	19	78	1.8	0.2	0.07
苦瓜	81	93.4	22	1.0	0.1	4.9	17	100	0.03	0.03	56	0.85	14	256	2.5	0.7	0.36
南瓜	85	93.5	23	0.7	0.1	5.3	148	890	0.03	0.04	8	0.36	16	145	0.8	0.4	0.14
丝瓜	83	94.3	21	1.0	0.2	4.2	15	90	0.02	0.04	5	0.22	14	115	2.6	0.4	0.21
大蒜	85	66.6	128	4.5	0.2	27.6	5	30	0.04	0.06	7	1.07	39	302	19.6	1.2	0.88
葫芦	87	95.3	16	0.7	0.1	3.5	7	40	0.02	0.01	11	—	16	87	0.6	0.4	0.14
蒜苗	82	88.9	40	2.1	0.4	8.0	47	280	0.11	0.08	35	0.81	29	226	5.1	1.4	0.46
韭菜	90	91.8	29	2.4	0.4	4.6	235	1410	0.02	0.09	24	0.96	42	247	8.1	1.6	0.43
韭黄	88	93.2	24	2.3	0.2	3.9	43	260	0.03	0.50	15	0.34	25	192	6.9	1.7	0.33
大白菜	87	94.6	17	1.5	0.1	3.2	20	120	0.04	0.05	31	0.76	50	—	57.5	0.7	0.38
小白菜	81	94.5	17	1.5	0.3	2.7	280	1680	0.02	0.09	28	0.70	90	178	73.5	1.9	0.51
菜花	82	92.4	26	2.1	0.2	4.6	5	30	0.03	0.08	61	0.43	23	200	31.6	1.1	0.38
西兰花	83	90.3	36	4.1	0.6	4.3	1202	7210	0.09	0.13	51	0.91	67	17	18.8	1.0	0.78
菠菜	89	91.2	28	2.6	0.3	4.5	487	2920	0.04	0.11	32	1.74	66	311	85.2	2.9	0.85
芹菜茎	67	93.1	22	1.2	0.2	4.5	57	340	0.02	0.06	8	1.32	80	206	159.0	1.2	0.24
芹菜叶	100	89.4	35	2.6	0.6	5.9	488	2930	0.08	0.15	22	2.50	40	137	83.0	0.6	1.14
生菜	81	95.7	16	1.4	0.4	2.1	60	360	Tr	0.10	20	—	70	100	80.0	1.2	0.43
香菜	81	90.5	33	1.8	0.4	6.2	193	1160	0.04	0.14	48	0.80	101	272	48.5	2.9	0.45

续表

食物名称	食物(%)	水分(g)	能量(kcal)	蛋白质(g)	脂肪(g)	碳水化合物(g)	维生素A(μgRE)	胡萝卜素(μg)	硫胺素(mg)	核黄素(mg)	维生素C(mg)	维生素E(mg)	钙(mg)	钾(mg)	钠(mg)	铁(mg)	锌(mg)
莴笋	62	95.5	15	1.0	0.1	2.8	25	150	0.02	0.02	4	0.19	23	212	36.5	0.9	0.33
莴笋叶	89	94.2	20	1.4	0.2	3.6	147	880	0.06	0.10	13	0.58	34	148	39.1	1.5	0.51
春笋	66	91.4	25	2.4	0.1	5.1	5	30	0.05	0.04	5	—	8	300	6.0	2.4	0.43
冬笋	39	88.1	42	4.1	0.1	6.5	13	80	0.08	0.08	1	—	22	—	—	0.1	—
黄花菜	98	40.3	214	19.4	1.4	34.9	307	1840	0.05	0.21	10	4.92	301	610	59.2	8.1	3.99
慈姑	89	73.6	97	4.6	0.2	19.9	—	—	0.14	0.07	4	2.16	14	707	39.1	2.2	0.99
菱角(老)	57	73.0	101	4.5	0.1	21.4	2	10	0.19	0.06	13	—	7	437	5.8	0.6	0.62
藕	88	80.5	73	1.9	0.2	16.4	3	20	0.09	0.03	44	0.73	39	243	44.2	1.4	0.23
茭白	74	92.2	26	1.2	0.2	5.9	5	30	0.02	0.03	5	0.99	4	209	5.8	0.4	0.33
芋艿	84	78.6	81	2.2	0.2	18.1	27	160	0.06	0.05	6	0.45	36	378	33.1	1.0	0.49

附表2-5　菌藻类

食物名称	食物(%)	水分(g)	能量(kcal)	蛋白质(g)	脂肪(g)	碳水化合物(g)	维生素A(μgRE)	胡萝卜素(μg)	硫胺素(mg)	核黄素(mg)	维生素C(mg)	维生素E(mg)	钙(mg)	钾(mg)	钠(mg)	铁(mg)	锌(mg)
黑木耳(干)	100	15.5	265	12.1	1.5	65.6	17	100	0.17	0.44	—	11.34	247	757	48.5	97.4	3.18
香菇(干)	95	12.3	274	20.0	1.2	61.7	3	20	0.19	1.26	5	0.66	83	464	11.2	10.5	8.57
平菇	93	92.5	24	1.9	0.3	4.6	2	10.0	0.06	0.16	4	0.79	5	258	3.8	1.0	0.61
蘑菇(鲜)	99	92.4	24	2.7	0.1	4.1	2	10	0.08	0.35	2	0.56	6	312	8.3	1.2	0.92
金针菇	100	90.2	32	2.4	0.4	6.0	5	30	0.15	0.19	2	1.14	—	195	4.3	1.4	0.39
白木耳	96	14.6	261	10.0	1.4	67.3	8	50	0.05	0.25	—	1.26	36	1588	82.1	4.1	30.3
海带(干)	98	70.5	90	1.8	0.1	23.4	40	240	0.01	0.10	—	0.85	348	761	327.4	4.7	0.65
紫菜(干)	100	12.7	250	26.7	1.1	44.1	228	1370	0.27	1.02	2	1.82	264	1796	710.5	54.9	2.47

附表2-6 水果类

食物名称	食部(%)	水分(g)	能量(kcal)	蛋白质(g)	脂肪(g)	碳水化合物(g)	维生素A(μgRE)	胡萝卜素(μg)	硫胺素(mg)	核黄素(mg)	维生素C(mg)	维生素E(mg)	钙(mg)	钾(mg)	钠(mg)	铁(mg)	锌(mg)
苹果	76	85.9	54	0.2	13.5	1.2	3	20	0.06	0.02	4	2.12	4	119	1.6	0.6	0.19
香梨	89	85.5	51	0.3	0.1	13.6	12	70	—	—	—	—	6	90	0.8	0.4	0.19
鸭梨	82	88.3	45	0.2	0.2	11.1	2	10	0.03	0.03	4	0.31	4	77	1.5	0.9	0.1
桃子（平均）	86	86.4	51	0.9	0.1	12.2	3	20	0.01	0.03	7	1.54	6	166	5.7	0.8	0.34
李子	91	90.0	38	0.7	0.2	8.7	25	150	0.03	0.02	5	0.74	8	144	3.8	0.6	0.14
枣（鲜）	87	67.4	125	1.1	0.3	30.5	40	240	0.06	0.09	243	0.78	22	375	1.2	1.2	1.52
枣（大，干）	88	14.5	317	2.1	0.4	81.1	—	—	0.08	0.15	7	—	54	185	8.3	2.1	0.45
金丝小枣	81	19.3	308	1.2	1.1	76.7	—	—	0.04	0.50	—	1.31	23	65	7.4	1.5	0.23
葡萄	86	88.7	44	0.5	0.2	10.3	8	50	0.04	0.02	25	0.70	5	104	1.3	0.4	0.18
柿子	87	80.6	74	0.4	0.1	18.5	20	120	0.02	0.02	30	1.12	9	151	0.8	0.2	0.08
沙棘	87	71.0	120	0.9	.8	25.5	640	3840	0.05	0.21	204	0.01	104	359	28.0	8.8	1.16
无花果	100	81.3	65	1.5	0.1	16.0	3	5	0.03	0.02	2	1.82	67	212	5.5	0.1	1.42
柑橘	77	86.9	51	0.7	0.2	11.9	148	890	0.08	0.04	28.0	0.92	35	154	1.4	0.2	0.08
菠萝	68	88.4	44	0.5	0.1	10.8	3	20	0.04	0.02	18	—	12	113	0.8	0.6	0.14
芒果	60	90.6	35	0.6	0.2	8.3	150	897	0.01	0.04	23	1.21	Tr	138	2.8	0.2	0.09
香蕉	59	75.8	93	1.4	0.2	22.0	10	60	0.02	0.04	8	0.24	7	256	0.8	0.4	0.18
枇杷	62	89.3	41	0.8	0.2	9.3	—	—	0.01	0.03	8	0.24	17	122	4.0	1.1	0.21
荔枝	73	81.9	71	0.9	0.2	16.6	2	10	0.10	0.04	41	—	2	151	1.7	0.4	0.17
哈密瓜	71	91.0	34	0.5	0.1	7.9	153	920	—	0.01	12	—	4	190	26.7	…	0.13
西瓜	56	93.3	26	0.6	0.1	5.8	75	450	0.02	0.03	6	0.10	8	87	3.2	0.3	0.10
草莓	97	91.3	32	1	0.2	7.1	5	30	0.02	0.03	47	0.71	18	131	4.2	1.8	0.14
桂圆	50	81.4	71	1.2	0.1	16.6	3	20	0.01	0.14	43	—	6	248	3.9	0.2	0.4
杏	91	89.4	38	0.9	0.1	9.1	75	450	0.02	0.03	4	0.95	14	226	2.3	0.6	0.2

营养与膳食

附表2-7 坚果、种子类

食物名称	食物(%)	水分(g)	能量(kcal)	蛋白质(g)	脂肪(g)	碳水化合物(g)	维生素A(μgRE)	胡萝卜素(μg)	硫胺素(mg)	核黄素(mg)	维生素C(mg)	维生素E(mg)	钙(mg)	钾(mg)	钠(mg)	铁(mg)	锌(mg)
核桃(干)	43	5.2	646	14.9	58.8	19.1		30	0.15	0.14	1	43.21	56	385	6.4	2.7	2.17
山核桃(干)	24	2.2	616	18.0	50.4	26.2		30	0.16	0.09	—	65.55	57	237	250.7	6.8	6.42
栗子(干)	73	13.4	348	5.3	1.7	78.4	5	30	0.08	0.15	25	11.45	—	—	8.5	1.2	1.32
松子(炒)	31	3.6	644	14.1	58.5	21.4	5	30	—	0.11	—	25.20	161	612	3.0	5.2	5.49
杏仁(炒)	91	2.1	618	25.7	51.0	18.7	17	100	0.15	0.71	—	—	141	—	—	3.9	—
腰果	100	2.4	559	17.3	36.7	41.6	8	49	0.27	0.13	—	3.17	26	503	251.3	4.8	4.00
花生(炒)	71	4.1	601	21.7	48.0	23.8	10	60	0.13	0.12	—	12.94	47	563	34.8	1.5	2.03
葵花籽(炒)	52	2.0	625	22.6	52.8	7.3	5	30	0.43	0.26	—	26.46	72	491	1322.0	6.1	5.19
西瓜子(炒)	43	4.3	582	32.7	44.8	14.2	—	—	0.04	0.08	—	1.23	28	612	187.7	8.2	6.76
南瓜子(炒)	68	4.1	582	36.0	46.1	7.9	—	—	0.08	0.16	—	27.28	37	672	15.8	6.5	7.12

附表2-8 畜、禽、鱼肉类

食物名称	食物(%)	水分(g)	能量(kcal)	蛋白质(g)	脂肪(g)	碳水化合物(g)	维生素A(μgRE)	胡萝卜素(μg)	硫胺素(mg)	核黄素(mg)	维生素C(mg)	维生素E(mg)	钙(mg)	钾(mg)	钠(mg)	铁(mg)	锌(mg)
猪肉(肥瘦)	100	46.8	395	13.2	37.0	2.4	18	—	0.22	0.16	—	0.35	6	204	59.4	1.6	2.06
猪肉(肥)	100	8.8	807	2.4	88.6	0	29	—	0.08	0.05	—	0.24	3	23	19.5	1.0	0.69
猪肉(瘦)	100	71.0	143	20.3	6.2	1.5	44	—	0.54	0.10	—	0.34	6	305	57.5	3.0	2.99
猪大排	68	58.8	264	18.3	20.4	1.7	12	—	0.80	0.15	—	0.11	8	274	44.5	0.8	1.72
猪小排	72	58.1	278	16.7	23.1	0.7	5	—	0.30	0.16	—	0.11	14	230	62.6	1.4	3.36
猪耳	100	69.4	176	19.1	11.1	0	—	—	0.05	0.12	—	0.85	6	58	68.2	1.3	0.35
猪蹄	60	58.2	260	22.6	18.8	0	3	—	0.05	0.10	—	0.01	33	54	101.0	1.1	1.14
猪肚	96	78.2	110	15.2	5.1	0.7	—	—	0.07	0.16	—	0.32	11	171	75.1	2.4	1.92
猪肝	99	70.7	129	19.3	3.5	5	4972	—	0.21	2.08	20	0.86	6	235	68.6	22.6	5.78
猪脑	100	78.0	131	10.8	9.8	0	—	—	0.11	0.19	—	0.96	30	259	130.7	1.90	0.99
猪心	97	76.0	119	16.6	5.3	1.1	13	—	0.19	0.48	4	0.74	12	260	71.2	4.3	1.90

续表

食物名称	食物部(%)	水分(g)	能量(kcal)	蛋白质(g)	脂肪(g)	碳水化合物(g)	维生素A(μgRE)	胡萝卜素(μg)	硫胺素(mg)	核黄素(mg)	维生素C(mg)	维生素E(mg)	钙(mg)	钾(mg)	钠(mg)	铁(mg)	锌(mg)
猪肾	93	78.8	96	15.4	3.2	1.4	41	—	0.31	1.14	13	0.34	12	217	134.2	6.1	2.56
猪血	100	85.8	55	12.2	0.3	0.9	—	—	0.03	0.04	—	0.20	4	56	56.0	8.7	0.28
腊肉（生）	100	31.1	498	11.8	48.8	2.9	96	—	0.04	—	—	6.23	22	416	763.9	7.5	3.49
猪肉松	100	9.4	396	23.4	11.5	49.7	44	—	0.48	0.13	—	10.02	41	313	469.0	6.4	4.28
香肠	100	19.2	508	24.1	40.7	11.2	…	—	0.28	0.11	—	1.05	14	453	2309.2	5.8	7.65
火腿	100	47.9	330	6.0	27.4	4.9	46	—	0.28	0.09	—	0.80	3	220	1086.7	2.2	2.16
牛肉（肥瘦）	99	72.8	125	19.9	4.2	2.0	7	—	0.04	0.14	—	0.65	23	216	84.5	3.3	4.73
牛肉（瘦）	100	75.2	106	20.2	2.3	1.2	6	—	0.07	0.13	—	0.35	9	284	53.6	2.8	3.71
羊肉（肥瘦）	90	65.7	203	19.0	14.1	0	22	—	0.05	0.14	—	0.26	6	232	80.6	2.3	3.22
驴肉（瘦）	100	73.8	116	21.5	3.2	0.4	72	—	0.03	0.16	—	2.76	2	325	46.9	4.3	4.26
狗肉	80	76.0	116	16.8	4.6	1.8	12	—	0.34	0.2	—	1.40	52	140	47.4	2.9	3.18
兔肉	100	76.2	102	19.7	2.2	0.9	26	—	0.11	0.1	—	0.42	12	284	45.1	2	1.3
鸡	66	69.0	167	19.3	9.4	1.3	48	—	0.05	0.09	—	0.67	9	251	63.3	1.4	1.09
鸭	68	63.9	240	15.5	19.7	0.2	52	—	0.08	0.22	—	0.27	6	191	69.0	2.2	1.33
鸡蛋	88	74.1	144	13.3	8.8	2.8	234	—	0.11	0.27	—	1.84	56	154	131.5	2	1.1
鸭蛋	87	70.3	180	12.6	13	3.1	261	—	0.17	0.35	—	4.98	62	135	106.0	2.9	1.67
草鱼	58	77.3	113	16.6	5.2	0	11	—	0.04	0.11	—	2.03	38	312	46.0	0.8	0.87
黄鳝	67	78.0	89	18.0	1.4	1.2	50	—	0.06	0.98	—	1.34	42	263	70.2	2.5	1.97
带鱼	76	73.3	127	17.7	4.9	3.1	29	—	0.02	0.06	—	0.82	28	280	150.1	1.2	0.7
明虾	57	79.8	85	13.4	1.8	3.8	—	—	0.01	0.04	—	1.55	75	238	119	0.6	3.59
虾皮	100	42.4	153	30.7	0.6	2.5	19	—	0.02	0.14	—	0.92	991	617	5057.7	6.7	1.93
扇贝（鲜）	35	84.2	60	11.1	0.6	2.6	—	—	Tr	0.10	—	11.85	142	122	339	7.2	11.69
牡蛎	100	82.0	73	5.3	2.1	8.2	27	—	0.01	0.13	—	0.81	131	200	462.1	7.1	9.39
鲤鱼	54	76.7	109	17.6	4.1	0.5	25	—	0.03	0.09	—	1.27	50	334	53.7	1	2.08
鲑鱼	61	77.4	104	17.8	3.6	0	20	—	0.03	0.07	—	1.23	53	277	57.5	1.4	1.17

续表

食物名称	食物(%)	水分(g)	能量(kcal)	蛋白质(g)	脂肪(g)	碳水化合物(g)	维生素A(μgRE)	胡萝卜素(μg)	硫胺素(mg)	核黄素(mg)	维生素C(mg)	维生素E(mg)	钙(mg)	钾(mg)	钠(mg)	铁(mg)	锌(mg)
泥鳅	60	76.6	96	17.9	2	1.7	14	—	0.1	0.33	—	0.79	299	282	74.8	2.9	2.76
墨鱼	69	79.2	83	15.2	0.9	3.4	—	—	0.02	0.04	—	1.49	15	400	165.5	1.0	1.34
河虾	86	78.1	87	16.4	2.4	0	48	—	0.04	0.03	—	5.33	325	329	133.8	4.0	2.24
蟹(河蟹)	42	75.8	103	17.5	2.6	2.3	389	—	0.06	0.28	—	6.09	126	181	193.5	2.9	3.68
鹅蛋	87	69.3	196	11.1	15.6	2.8	192	—	0.08	0.3	—	4.5	34	74	90.6	4.1	1.43
鹌鹑蛋	86	73.0	160	12.8	11.1	2.1	337	—	0.11	0.49	—	3.08	47	138	106.6	3.2	1.61

附表2-9 奶类及其制品

食物名称	食物(%)	水分(g)	能量(kcal)	蛋白质(g)	脂肪(g)	碳水化合物(g)	维生素A(μgRE)	胡萝卜素(μg)	硫胺素(mg)	核黄素(mg)	维生素C(mg)	维生素E(mg)	钙(mg)	钾(mg)	钠(mg)	铁(mg)	锌(mg)
牛乳	100	89.8	54	3.0	3.2	3.4	24	190	0.03	0.14	1	0.21	104	109	37.2	0.3	0.42
酸奶	100	84.7	72	2.5	2.7	9.3	26	370	0.03	0.15	1	0.12	118	150	39.8	0.4	0.53
全脂牛奶粉	100	2.3	478	20.1	21.2	51.7	141	—	0.11	0.73	4	0.48	676	449	260.1	1.2	3.14

附表2-10 糖果类

食物名称	食物(%)	水分(g)	能量(kcal)	蛋白质(g)	脂肪(g)	碳水化合物(g)	维生素A(μgRE)	胡萝卜素(μg)	硫胺素(mg)	核黄素(mg)	维生素C(mg)	维生素E(mg)	钙(mg)	钾(mg)	钠(mg)	铁(mg)	锌(mg)
蛋糕	100	18.6	347	8.6	5.1	67.1	86	—	0.09	0.09	—	2.80	39	77	67.8	2.5	1.01
奶油蛋糕	100	21.9	379	7.2	13.9	56.5	175	—	0.13	0.11	—	3.31	38	67	80.7	2.3	1.88
巧克力	100	1.0	589	4.3	40.1	53.4	—	—	0.06	0.08	—	1.62	111	254	111.8	1.7	1.02
奶糖	100	5.6	407	2.5	6.6	84.5	—	—	0.08	0.17	—	—	50	75	222.5	3.4	0.29
水晶糖	100	1.0	395	0.2	0.2	98.2	—	—	0.04	0.05	—	—	—	9	107.8	3.0	1.17

续表

食物名称	食物(%)	水分(g)	能量(kcal)	蛋白质(g)	脂肪(g)	碳水化合物(g)	维生素A(μgRE)	胡萝卜素(μg)	硫胺素(mg)	核黄素(mg)	维生素C(mg)	维生素E(mg)	钙(mg)	钾(mg)	钠(mg)	铁(mg)	锌(mg)
冰糖	100	0.6	397	—	—	99.3	—	—	0.03	0.03	—	—	23	1	2.7	1.4	0.21
红糖	100	1.9	389	0.7	—	96.6	—	—	0.01	—	—	—	157	240	18.3	2.2	0.35
纯白糖	100	0.9	396	0.1	—	98.9	—	—	Tr	—	—	—	6	2	2	0.2	0.07

附表2-11　油脂及调味品

食物名称	食物(%)	水分(g)	能量(kcal)	蛋白质(g)	脂肪(g)	碳水化合物(g)	维生素A(μgRE)	胡萝卜素(μg)	硫胺素(mg)	核黄素(mg)	维生素C(mg)	维生素E(mg)	钙(mg)	钾(mg)	钠(mg)	铁(mg)	锌(mg)
混合油	100	Tr	900	—	99.9	0.1	—	—	—	0.09	—	12.04	75	2	10.5	4.1	1.27
猪油（炼）	100	0.2	897	—	99.6	0.2	27	—	0.02	0.03	—	5.21	—	—	—	—	—
酱油	100	67.3	63	5.6	0.1	10.1	—	—	0.05	0.13	—	—	66	337	5757	8.6	1.17
醋	100	90.6	31	2.1	0.3	4.9	—	—	0.03	0.05	—	—	17	351	262.1	6.0	1.25
花生油	100	0.1	899	—	99.9	0	—	—	—	Tr	—	42.06	12	1	3.5	2.9	0.48
玉米油	100	0.2	895	—	99.2	0.5	—	—	—	—	—	50.94	1	2	1.4	1.4	0.26
色拉油	100	0.2	898	—	99.8	0	—	—	—	—	—	24.01	18	3	5.1	1.7	0.23
芝麻油	100	0.1	898	—	99.7	0.2	—	—	—	—	—	68.53	9	—	1.1	2.2	0.17

附表2-12　含酒精饮料

食物名称	食物(%)	水分(g)	能量(kcal)	蛋白质(g)	脂肪(g)	碳水化合物(g)	维生素A(μgRE)	胡萝卜素(μg)	硫胺素(mg)	核黄素(mg)	维生素C(mg)	维生素E(mg)	钙(mg)	钾(mg)	钠(mg)	铁(mg)	锌(mg)
啤酒	5.3	4.3	32	0.4	—	—	—	—	0.15	0.04	—	—	13	47	11.4	0.4	0.3
葡萄酒	12.9	10.2	72	0.1	—	—	—	—	0.02	0.03	—	—	21	33	1.6	0.6	0.08
黄酒	10	8.6	66	1.6	—	—	—	—	0.02	0.05	—	—	41	26	5.2	0.6	0.52
二锅头（58度）	58	50.1	351	—	—	0.2	—	—	0.05	—	—	—	1	—	0.5	0.1	0.04

注：摘自杨月欣. 2009. 中国食物成分表. 第2版. 北京：北京大学医学出版社.